「気の持ちよう」の脳科学

毛内 拡 Monai Hiromu

★──ちくまプリマー新書
414

はじめに

心の病は、心の弱さのせいではない。脳という臓器の疾患だ。

これが本書を通して僕が一番伝えたいことだ。心に何か不調をきたしたとき、「気の持ちよう」とか「気合が足りない」とか「甘えだ」とか言われることもあるかもしれない。だけどそれは君の弱さのせいではない。だから、自分を責める必要は全くない。暴飲暴食したら胃腸の調子がおかしくなってしまうように、脳だって不調になることもある。なぜなら脳も胃腸と同じ臓器だからだ。でも小学校でも中学校でも「脳の正しい使いかた」を教わってきてはいない。使い方がわからないのだから、時に使用法を誤ってしまうことは仕方がない。それは君のせいじゃない。誰のせいでもない。必要なのは脳に対する正しい科学的理解だ。

僕は、長年脳という臓器について研究してきた。脳も細胞からなっていて、脳の中にはさまざまな化学物質が存在し、それらが織りなす相互作用が、心という複雑なはたらきを生み出している。そのしくみは未《いま》だに完全には解決できていない。なんならまだわかっていないことの方が多いくらいだ。

遅ればせながら僕自身のことを紹介しておこう。僕は、脳の研究者で、大学で教員をしている。僕自身は、あまり心の強い人ではない。些細《ささい》なことで挫《くじ》けてしまうし、仕事を投げ出してしまいたいと思うこともしょっちゅう。「もうダメだ」が口癖で、どうしたらいいんだ、と頭を抱えることも日常茶飯事だ。意気揚々と書いた本の出版が翌日に控えている段になって急に自信がなくなってきて、やっぱり出版をやめてください！と言いたくなることもある。それでも折れずにここまでやってこられたのは、どうせあれもこれも脳の仕業に過ぎないと少し冷めた気持ちを持ち続けているからかもしれない。

僕が脳の研究を志したのは、高校2年生の頃だ。当時所属していたボランティアクラブで、重度知的障害と診断された同世代の生徒さんと一緒に運動会に参加するという体験をした。参加する前は、知的障害と自分は全然違うという偏見を抱いていたが、実際に参加してみると、勝てば嬉《うれ》しい、負ければ悔しい、お腹《なか》が空《す》く、トイレに行きたくなるという基本的なことは自分とは全く変わらないことに〝気がついた〟。とともに、偏見を持っていた自分が恥ずかしくなった。人生観や人間観が変わるような衝撃だった。それからというもの「自分とは何か」「人間らしさとは何か」という謎が頭をもたげてしまった。どんな本にも答えは見つからなかった。だけど、ひとつわかったことは、その謎を解く鍵は「脳」にあるに違いないということだ。答えがないなら自分でその謎を解き明かしたいと思って脳の研究者を志した。

この本では、そんな僕が、これまで見聞きしてわかってきたこと、あるいは自分で実際に研究をしてみて気づいたことを自分なりに噛《か》み砕いて紹介したいと思う。できるだけ簡単な言葉で説明するから、みなさんは、ぜひ自分で考えることに集中してほしい。

この本は全8章からなっている。第1章では、人類が心や脳にどう向き合ってきたか、その研究の歴史について概説し、第2章では、「心の座」といわれている脳がどんなものので、どんな働きをしているか、現在までに得られている一般的な理解をおさらいする。続く第3章では、心を生み出す脳と体の働きとして、特に脳の「広範囲調節系」と呼ばれるしくみについて説明する。もし、既に基礎的な知識があるという人は、これらは読み飛ばしても構わない。

第4章と第5章では一転して、「心が病んでいるとはどういうことか」や「心を守る心のはたらき」について現在までの理解について紹介する。中には現在では疑問視されているものや、まだ評価の定まっていない最新の見解もあるので、慎重に読み進めていこう。

第6章では、そもそも「気の持ちよう」で片付けてしまう理由には、実は脳に備わっている少し困った性質があることを見ていく。続く第7章では、そんな脳の困った性質を逆に利用して「気の持ちよう」とうまく付き合っていく方法をいくつか提案する。難局を乗り越えるヒントとなるかもしれない。

最後の第8章では、改めて「心のはたらき」に向き合って、「自分とは何か」という究極の問いについて一緒に考えていこう。もちろん答えがあるわけではないので、あくまでも僕のいち個人としての、現時点での見解を記した。

この本を通じて、みんなと一緒に脳と心の不思議について考えられるのを嬉しく思う。自分が高校生の頃にも、こうやって寄り添ってくれる本があれば、また僕の人生は変わっていたかもしれない。

みんながひとりひとりかけがえのない、心身ともに健康でハッピーな人生を送れますようにと心の底から願っている。では、ページをめくっていこう。

目次 * Contents

第1章　心ってどんなもの？

気持ちや心は科学的な現象

これから「気の持ちよう」について考えていく前に、僕の立場を明らかにしておきたい。

僕自身、ずっと「自分ってなんだろう」とか、「人間らしさってどういうことだろう」とか、「ヒトと動物はなにが違うんだろう」とかいうことが知りたくて、感情とか行動とか心のはたらきに人一倍関心があった。その謎を解く鍵は脳にあるに違いないと気づいて、心のはたらきについて、脳科学の観点からアプローチしようとしている。ここで注意しなくてはいけないのは、脳科学が心について知る方法の唯一の正解ではないということ。みんなはめいめい自分の好きな方法で心について考えていけばいいと思う。

僕の場合は、何より人間が好きだし、脳についてはいつまで経っても好奇心が尽きない。それが高じて、脳の研究をしたり、わかったことを学生や一般市民の皆様に教えたりすることが、ライフワークにまでなっている。

そんな僕が長年脳の研究をしてきてわかってきたことがある。気持ちや心というのは、実体のないフワッとしたものではなく、れっきとした科学的な現象であるということだ。

古今東西、心に関する言葉は多い。「心がこもっていない」「気合を込める」「ほんの気持ち」。あるいは「勇気」や「精神力」、「気力」「心ここに在らず」「心構え」「心が痛む」「和の心」「心無い言葉」「寂しい」「癒やされる」「心でつながる」。

どれを見ても、心という別のものが体の中に自由に出入りできる、まるでたとえていうなら幽霊のような、魂のようなものといった扱いを受けている。自分のことなのに、まるで他人ごとのように扱っている場合さえある。

でも、心というのは体と別物ではなくて、脳という臓器が生み出す生理現象に過ぎないというのが僕の今の所の見解だし、本書を通して僕の気づきをみんなと共有していきたいと思う。

いやそんなことはない、心というのは崇高なる天のご意志だ、人間ごときが語るのはおこがましい、とまではいかなくても、心の実体が科学的に明るみに出るのには少し抵抗があるという人には、この本はおすすめできない。実際、僕の友人の中にも、「脳の研究なんてしないでそっとしておいてほしいな」と言っていた人もいた。

僕自身も、心というものは特別なものであってほしいし、ラブソングやドラマに出てくるようなロマンチックな世界も大好きなことには変わりない。だから、みんなが心のことはそっとしておいてほしいという気持ちもよくわかる。

だけど、どんな「鋼のハート」を持った人でも、心について悩む日がこの先必ず一度は来る。それは、自分の心のことかもしれないし、自分ではどうしようもない他人の心のことかもしれない。それは思ったより深刻で、もしかしたらそのせいで自分の体を傷つけたり、命に関わる問題を引き起こしたりすることもあるかもしれない。事実、心に問題を抱えると体にまで不調が及ぶ。それでもなお、心と体は別物だと思うだろうか。

そんなとき、自分が悩み振り回されている気持ちの問題が、脳という臓器の一時的な不調だったり、脳が生まれつき持っている性質のせいだったりすることを知っているのと知らないのでは、対処の方法が変わってくると思う。それこそ、心が軽くなる、四角い心を丸くすることができる薬の処方箋のようなものだ。

この本では、文化や世俗的な観点からではなく、学問として心のはたらきについて考えていこう。

心の問題を取り扱う学問は、一般的には心理学と呼ばれている。僕自身は心理学の研究者ではないけれど、心理学がどのように発展してきて、脳科学と融合するに至ったかの経緯を紹介したいと思う。何度も言うようだけど、心理学＝脳科学ではない。むしろ、脳科学の一部が心理学という途方もなく守備範囲が広い壮大な学問の一分野に過ぎないのだ。

では、学者たちが心という実体のないものをどのように取り扱ってきたかを振り返るところから始めていこう。

（ところで先ほどさりげなく「鋼のハート」と言ったが、英語では同じ「心」でも、心臓のことは「ハート」、気持ちの方は「マインド」と呼んで区別しているようだ。調べてみるとこれもあまり厳密な区別でもなさそうだ。日本語の場合は単に「心」だが。）

人類は心というものをどのように捉えてきたか

心のありかが脳にあるというのは、いまだに議論が分かれるところではあるが、現在ではそう考える人が大多数を占めていて、共通の理解が得られている。しかし、そう考えるようになったのはつい最近、ここ150年くらいのことで、それ以前は脳の役割はよくわかっていなかった。

「心臓」という言葉がある通り、長年のあいだ心は、心臓にあると考えられてきた。心が痛むとき、確かに胸の辺りがキュッとなったり、胃の辺りがどんよりしたりするものだ。日本でも古くから「五臓六腑《ごぞうろっぷ》に染み渡る」という言葉があることからも、臓器が重要視されていたのがわかる。

古代エジプト時代の医者は、脳に損傷を受けると、体だけでなく心にもさまざまな障害が生じることを知っていて、それを書き記した古文書（パピルス）が見つかっている。それにもかかわらず、脳は鼻水を作る器官に過ぎないと考える人たちもいて、ミイラを作り出す際は、脳は取り除かれて、脳以外の臓器が大事に壺《つぼ》に収められた。あくまで、体は器であり、魂が復活する際に必要になると考えられてミイラ化されていたのだ。

時代は流れて、古代ギリシア時代にはすでに心は心臓や子宮にあると考えられている。

ある一部の哲学者は脳の重要性を主張したが、あまり注目されなかったようだ。脳は血液を冷やすための装置に過ぎないと考えられていたほどだ。

さらに、ローマ時代にはキリスト教の影響が強まり、脳は魂が宿る神聖な場所だから研究をしてはいけないという風潮が強まり、それ以降脳の研究はなされなくなってしまった。その影響は1800年代後半まで続いた。

心理学のはじまり

心理学という学問も比較的あたらしいものだ。最初に心理学を科学的に取り扱ったのは、1800年代後半に活躍した「実験心理学の父」ドイツの心理学者ヴィルヘルム・ヴントであるといわれている。

世界初と言い伝えられている心理学実験はおよそ次のようなものだ。球が地面に落ちたのが聞こえたら合図するというもので、単に音が聞こえたら即座に合図する場合と、「音が聞こえた」と自分で気づいてから合図するのとで反応速度がどれくらい異なるかを比べた。その結果、音が聞こえてからさらに自分で確かに音が聞こえたと理解するまで0・1秒ほどの誤差があることがわかった。単に音が聞こえただけでなく、音が聞こえている自分に気づくには余計に時間がかかるということだ。

こうして、実験心理学が産声をあげた。もちろん、感情や思考というものがあり、それが人間性の本質だということは実験するまでもなく哲学や文学の世界ではたびたび議論されてきた話題ではあるけれど、それを実験によって明らかにしようとしたのが初めての試みだったということだ。物理学をはじめ、科学が成熟してきた時期だったのも相まって、これを機に心のはたらきを科学的に明らかにしようとする動きが強まった。これが心理学の始まりだ。

当然、感情や思考を直接観察する方法はないが、その結果である行動を観察することができることから、「行動主義」と呼ばれる行動を重要視するジョン・B・ワトソンやB・F・スキナーに代表される研究一派が登場する。有名な例には、ロシアの心理学者、イワン・パブロフの実験がある。イヌにエサを与える直前に必ずベルを鳴らすように習慣づけると、ベルを鳴らしただけでイヌがヨダレを垂らす。つまりこの後エサがもらえることを学習するというものだ。これは「パブロフのイヌ」として有名だが、正式には、

「古典的条件付け」と呼ばれる心理学実験の方法だ。

なんだイヌの話かと思うかもしれないが、僕たちの行動の中にも案外、パブロフのイヌと同じものが潜んでいる。スマホの着信音が鳴ったら思わずスマホを見る、チャイムが鳴ったらお弁当の時間だと思う、電車の発車メロディが聞こえたら思わず走り出す（駆け込み乗車は危ないのでやめよう）。しかし、これらの行動をみるだけでは、その裏でどんな心のはたらきがあったのかを知ることはできないという批判もある。

一方、同時期には、オーストリアの心理学者ジークムント・フロイトらが提唱した、「人間の内面である心理や精神には無意識の欲望や幼少期の経験が色濃く影響するだろう」という理論から、心を理解しようとする動きが強まった。カール・ロジャースやアブラハム・マズローらは、僕たちを取り巻く環境が心の成長の可能性を育てることから、愛や受容などの人間性を重視しようと提唱した。すなわち、人間性心理学なども盛んになった。マズローの思想については、また第5章で紹介する。

その後、機能的ＭＲＩと呼ばれる機械でスキャンすることによって脳の活動をリアルタイムに測定できるようになると、さまざまな認知課題や心理テストに関与する脳部位が次々に明らかにされて、さまざまな心のはたらきが生物学的な活動の一部だとわかってきた。脳科学の発展も相まって、心のはたらきを脳の活動として数値化して取り扱えるようになった。これは「認知革命」と呼ばれており、ようやく心の基盤を科学的に明らかにする準備が整ったということだ。つい最近のことだ。

現在では、心理学は「行動と心的プロセスの科学である」と定義されている。人間の心は、観察し記録できるあらゆる行為である行動と、内的で主観的な体験、感覚、知覚、夢、思考、信念、感情である心的プロセスの両輪で動いているとされている。これに対して心理学は、個々の現象に対して新しいものを見つけるというよりは、経験的にわかっていることをみんなが納得する形で説明するためにはどんな問いを立てればよいかというような筋道を追求する学問だともいわれている。たしかに、生物学的なアプローチではいかに未知の現象を見つけるかに重点が置かれている一方、心理学研究の論文は問いの立て方が見事なものが多い。

切り口は学問によってさまざま

心のはたらきの分析には生物学的影響だけでなく心理学的影響や人間に固有の社会文化的影響も考慮に入れなければならない。と、教科書には書いてあるが、「心理学的影響」というのがわかりにくい。おそらくここでは、数値的に測ることができる外部からの影響に対する心的活動のことを「生物学的影響」、数値化するのは難しい内的なはたらきに対する心のはたらきのことを「心理学的影響」と呼んでいるのだろう。

たとえば、お腹が空いたからおにぎりを食べるという行為を考えてみよう。おにぎりのおいしさを決めるポイントは、食欲ホルモンの影響や消化酵素、塩味やそれを感じる味覚ニューロンである、などと考えるのが生物学だ。一方、おにぎりのもつ色や形、香り、なんなら食器などもおいしさに影響してくるだろう。これが心理学的影響だ。そもそもおにぎりをおいしそうと思うのはおそらく日本人だけなので（冷静に考えて真っ黒なのりに覆われた中に真っ白なツブツブがぎっしり詰まっているというのは、文字だけでみるとかなりグロテスクだ）、おいしいと感じるためには社会文化的影響も欠かせない。

さらに、参考にしている『マイヤーズ心理学』（西村書店）をひもといてみると、観察する際には、以下のような多様な視点が必要とされるという。列挙すれば、神経科学的視点、進化的視点、行動遺伝学的視点、精神力動論的視点、行動的視点、認知的視点、社会文化的視点である。

たとえば、「怒り」という感情ひとつとっても、神経科学的視点では怒りの脳回路を理解したいと思うし、進化的視点では怒りが生存率を高めたのではないかと考える。行動遺伝学的視点では遺伝と経験が気性にどう影響するかが気になるし、精神力動論的視点では怒りを無意識的な敵意のはけ口として理解しようとするだろう。行動的視点ではどんな刺激が怒りを誘発するかが問題となり、認知的視点では怒りが状況把握や思考に及ぼす影響という観点で研究され、社会文化的視点では怒りの表情が文化的にどう異なるかが論点となる。

そう考えると、脳科学的な視点もひとつの切り口にすぎないというのがわかってもらえると思う。大事なのはどの考え方が自分の性格に合っているかである。おのおのが好きな方法で、心の問題に取り組んでいけばよいと思っている。僕自身は、神経科学の観点から心のはたらきを解明したいと強く思っているところだ。

脳科学の幕開け

脳科学も学問としては新参者だ。前に述べたように、脳を研究することは宗教的に禁じられていたし、まさかそんな大事な場所ではないと信じられていたからだ。

歴史の上では、それまで単に血液を冷やす部位に過ぎないと考えられてきた脳が、実は人間らしさに重要なはたらきをしているかもしれないということを改めて知らしめた事故があった。１８４８年、アメリカの鉄道建設現場で爆発事故があり、直径約３㎝・長さ約１ｍ・重さ約６㎏の鉄棒が、現場監督をしていたフィニアス・ゲージという男性の左目から頭蓋骨を貫通したという。このような大怪我《おおけが》をしたにもかかわらず、幸いゲージは一命をとりとめ、自分の足でしばらく歩いたと伝えられている。しかし、ゲージに起こった悲劇はこれだけではなかった。彼は現場監督を務めるくらい人望があり優秀な人物だったのだが、事故の後、人格が一変してしまったといわれている。下品な言葉を吐き、将来への計画性ももてず、他人の気持ちを思いやることができなくなり、彼はもはやかつてのゲージではないと嫌われてしまった。ゲージが障害を負った脳部位は

「前頭前野」、いわゆる「前頭葉」として現在では知られている。

　この事故が物語っているのは、脳こそが人格や思いやり、将来への計画性、理性のある大人としての振る舞いなどの人間らしさを作っているということだ。これまで茫洋《ぼうよう》としていた心の実体がようやく見えてきたのだ。

　その後、失語症を患った患者の脳を死後解剖してみると、大脳皮質の特定の部位に障害がみられるなど、不可解な疾病と脳の関係、そして大脳皮質の部位ごとに別々の機能を担っているらしいことが次々と報告されてきた。言語を司っているのは「言語野」と呼ばれているが、とくに言葉を発する機能を担っているのは、前頭葉にある「ブローカ野」、言葉を理解する機能を担っているのは、側頭葉にある「ウェルニッケ野」と呼ばれる部位であることが報告されている。ちなみにブローカやウェルニッケというのはそれらを発見した医師の名前に由来している。

　こうして今日まで続く脳科学研究が幕をあけた。１８００年代後半のことだ。現代人は数千年かけて、古代エジプト人がすでに見つけていた脳と心の関係を再発見したのだ。

脳の地図

大脳皮質の上で異なった情報が処理されているという事実は「機能局在」と呼ばれている。カナダの脳外科医であるワイルダー・ペンフィールドは、脳の外科手術の際に、患者の許可を得てさまざまな大脳皮質の部位に微弱な電気を流し、どんな感じがするかを調べるテストを行った。

脳自体は痛みを感じないため、当時の外科手術は麻酔をかけないで行うことがあったという。したがって意識がある患者は、脳のある部分が触られると「いま頬を撫《な》でられている感じがする」とか「先生、指が動いています」などと口頭で報告することができた。このようにして、大脳皮質の上の感覚野や運動野と体の部位の詳細な対応関係が報告された。

この結果は「脳の地図」としてまとめられた。これをみると、脳は全ての体部位を等しく処理しているのではなく、偏りがあることがわかるだろう。たとえば、手や指、唇などいわゆる敏感な部分を担当する部位が広い領域を占めている。

この脳地図に忠実に人間を再構成したらという発想で作られたのが、「脳の中の小人」

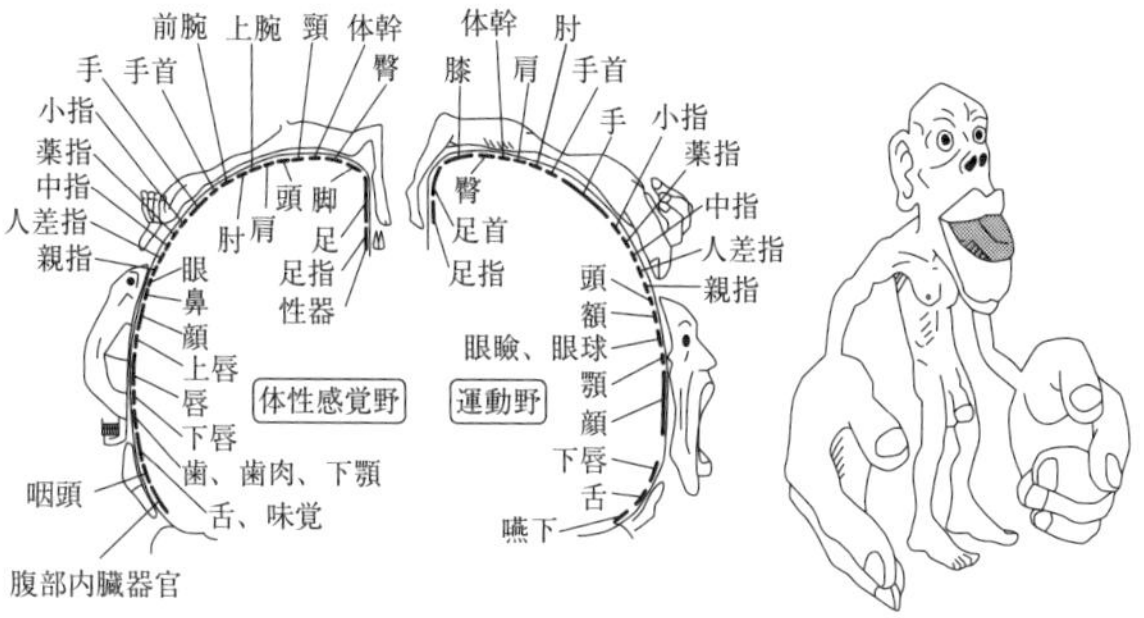

図 1-1　「脳の地図」とホムンクルス

を意味するホムンクルスと呼ばれる人形だ。正直ちょっと気持ち悪い。これはもちろん、このモデルとなった患者さんがこういう脳地図を持っていたということで、別の人であればちょっとずつ異なるのかもしれない。また、事故で腕を失ってしまった人などでは当然、腕や手に相当する脳地図が変化していると考えられる。たとえば代わりに肩や別の部位の感覚を処理する部分の領域が大きくなるのかもしれない。

　また、動物でも同様に偏った脳地図が報告されている。たとえばネズミでは、ヒトと比べると手や唇の感覚は鋭くない代わりにヒゲの感覚が敏感になっており、顔やヒゲがやたらと大きく体が小さなホムンクルスが作られている。こっちは少し滑稽《こっけい》で愛らしい感じがする。

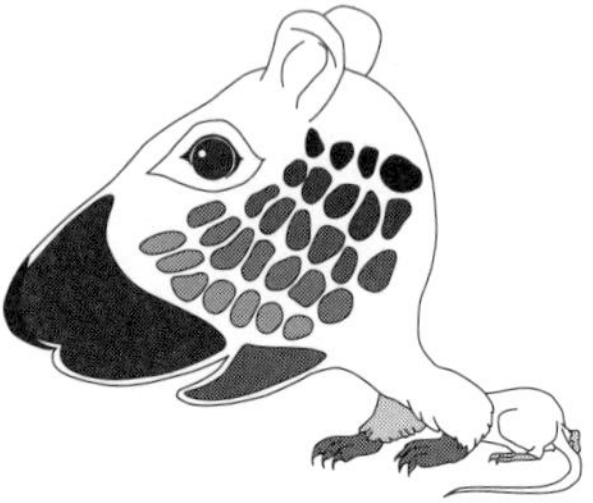

図1-2　マウスのホムンクルス。
Zembrzycki（2013）より引用

このように、全ての体の部分は大脳皮質の上で表現されているという事実は「感覚投射の法則」として知られている。皮膚の感覚を担当しているのは「体性感覚野」、運動を担当する「運動野」の他にも、目が見えるということを担当する「視覚野」、音に関する情報を処理する「聴覚野」が有名だ。

また、「連合野」といって、さまざまな情報を統合することに特化した領域もあり、存在する部位に基づいて、「頭頂連合野」「側頭連合野」そして「前頭連合野」と呼ばれている。頭頂連合野は空間や物体の認識などのあらゆる感覚を統合する。側頭連合野は視覚や言葉に関する部位といわれており、また記憶の貯蔵庫としても知られている。前頭連合野はゲージが損傷した部位でもあり、言葉や精神、人間らしい活動や思考を司る部位として知られている。

脳の上に地図があると述べたが、世界地図の上の国境線が実際の土地に引かれているわけではないように、明確に「ここからが前頭連合野」などという区分があるわけでは

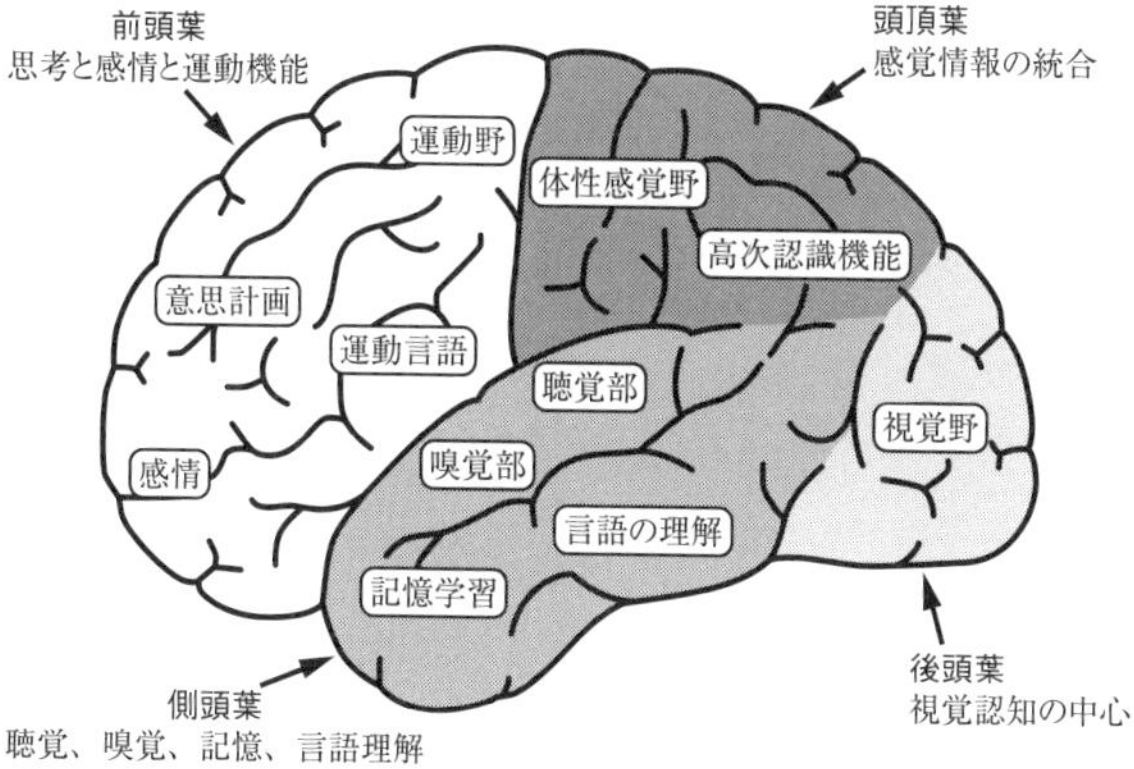

図 1-3　脳の機能局在

ない。その代わりに、脳にある溝を目印にして、大まかに4つに分けられている。「前頭葉」「頭頂葉」「側頭葉」「後頭葉」というと聞きなじみもあるだろう。

「葉」というのは、英語のlobeの訳語で「丸みを持った突起物」というような意味で、植物の葉とは関係ないそうだ。右の例でいうと、視覚野は後頭葉に位置しており、聴覚野やウェルニッケ野、側頭連合野は側頭葉に、体性感覚野や頭頂連合野は頭頂葉にそれぞれ存在している。運動野は頭頂葉寄りの前頭葉に、ブローカ野や前頭連合野は前頭葉に位置している。

脳細胞のはたらきそのものはどれも共通しているると考えられているが、特定の部位で特定の情報を処理するようになるしくみはまだ完全には理解できていない。よく考えてみればこれは不思議だ。視覚野も聴覚野も受け取るのは同じ電気信号に過ぎない。

大部分の人が似たような脳地図を持っていることから、どの部位がどんな仕事をするかは、だいたいは遺伝子であらかじめ決まっているのだろうが、コンピュータのようにきっちり決まっているわけではなく、状況に応じて柔軟に地図を書き換えることができるのも脳の特徴だ。これを「可塑性」という。

前頭連合野や言語野は、人間だけにみられる固有の構造だ。前頭連合野に集まっている脳細胞がどのようにして前頭連合野としての仕事をしているのかを解き明かすことこそが、心のはたらきの謎を解き明かす鍵を握っているのかもしれないが、そのような試みは未だ成功していない。

脳科学を進歩させた技術発展

その後の脳科学が見せた飛躍的な発展の経緯は他書に譲るとして、ここでは脳科学の発展に欠かせない技術的な発展について軽く紹介しよう。

第2章でじっくりみていくが、脳は心というソフトウエアを走らせるためのハードウエアだ。

未知のデバイスの上に、未知のアプリがインストールされている様子を思い浮かべてみてほしい。とりあえずアプリを起動して遊んでみようか。光を当てたり、音を聴かせたりすると反応する。なかなか面白い。しかし、そもそもこのデバイスはどうやって動いているんだろうか。おや何か出っ張りがあるな、これを取ってみようか。あれデバイスが起動しなくなったぞ、この出っ張りは重要に違いない。

と、こんな感じで、あの手この手でこのデバイスとアプリの関係を明らかにしていくのが脳科学と心理学だ。

未知のハードウエアではあるのだが、調べるうえでの利点が1つある。それは同じ生物の構成要素でできているという点だ。つまり、脳も細胞やタンパク質から構成されていて、遺伝子のルールが同様に適応できる。これまで似たような試行錯誤を数百年前から繰り返してきた分子遺伝学の知見がそのまま適用できるというのは、脳科学にとって最大のラッキーだった。

モデル動物の恩恵にあずかって、特定の臓器や特定の遺伝子のはたらきを欠損させたら、脳はどう変化して、行動や心はどのように変化するか。逆に特定の遺伝子を操作したり、特定の細胞を活性化したりしたらどうなるか。このような操作は「機能欠損」「機能獲得」と呼ばれている方法で、単に加えた操作と結果の間の相関関係だけでなく、因果関係を示すためにはなくてはならない方法だ。

さらに、特定の脳細胞の活動を、光を使って活性化したり抑制したりできる「光遺伝学」と呼ばれる手法が脳科学に革命を起こした。電気刺激は特定の部位を刺激するのに向かないし、薬による刺激は効果が表れるまで時間がかかる。それに比べて光は傷をつける心配もないし、速くて照射範囲を極めて限ることができる。光に反応する微生物由来のタンパク質を精製して、その遺伝情報を無毒化したウイルスに運ばせて、脳の特定の細胞の遺伝子に組み込むことでこのようなことが可能になる。使えるものはなんでも使う、人類の叡智《えいち》の結晶だ。微生物にもウイルスにも感謝だ。

もちろん、このような技術の発展には、顕微鏡や電気測定の技術も欠かせない。特に顕微鏡の発展は、脳が細胞からできているということ以上の情報を与えてくれる。

脳と心は人類を惹《ひ》きつけてやまない。知りたいという好奇心が、これまで誰も思いつかなかったような技術発展を引き起こし、さらに新しい発見を生む。もはや脳科学と心理学は、猛進を続ける心の科学の両輪として欠かせない。お互いが歩み寄り、切磋琢磨《せっさたくま》していけば、人類は必ずや脳と心の謎を解く糸口を摑《つか》むことができるだろう。

第1章のまとめ

・心は脳という臓器が作り出すもの
・脳科学は、心理学の一分野に過ぎないが、科学的に心を扱う手法が充実してきた
・現在では、神経科学、進化、遺伝学、精神医学、行動学、認知科学、社会学などさまざまな側面から心のはたらきが研究されている
・生物としての体のはたらき、認知や知覚、気分などに与える影響、育ってきた環境や文化、現在を取り巻く社会、人間関係なども心理に影響する
・脳の生物学的な側面、ハードウエアとしての特性を理解することも欠かせない
・心理学と神経科学が互いの知見を持ち寄って、歩み寄ることが大事

第2章　脳ってどんなもの？

脳というハードウエア

脳と心の関係は、コンピュータやスマホでたとえると、ハードウエアとソフトウエアの関係と言うこともできる。

ハードウエアというのは、基盤の上で、とある計算をするチップ同士がどんなふうに配線でつながれて回路を作っているかとか、その過程で発生する熱をどんなふうに外に逃すかといった工夫のことを指す。計算結果を一時的に蓄えておくメモリ（ランダム・アクセス・メモリ＝ＲＡＭ）や作成したファイルを保存しておくメモリ（ストレージ）、計算を行うＣＰＵ（中央演算装置）もハードウエアだ。

一方で、ソフトウエアというのは、パソコンやスマホの中に入っているアプリのようなもので、それらを使ってゲームをしたり、メッセージを送り合ったりできる。

ハードがしっかりしていないと、ソフトも１００％の能力を発揮できない。コンピュータが古いせいでCPUやRAMが不足して新しいソフトが動かないとか、動いてもカクカクして、熱を発生させて冷却ファンがものすごい勢いで回り出した、といった経験をしたことはみなさんもあるんじゃないだろうか。

僕が長年従事してきた脳の研究は、専門的には「神経科学」と呼ばれている学問の一部だ。心理学が脳の「ソフトウエア」の部分を専門的に取り扱うのに対して、神経科学は脳の「ハードウエア」としての役割を明らかにする分野だ。

心というソフトウエアのはたらきを知るためには、まずは脳というハードウエアのしくみの理解が欠かせない。

本章では、脳という臓器の特徴やはたらきについてわかっていることを簡単に見ていこう。

神経は情報を伝える通り道

最初に、「脳」という言葉と「神経」という言葉は混乱を生むのでこれを説明する。

図2-1を見てほしい。

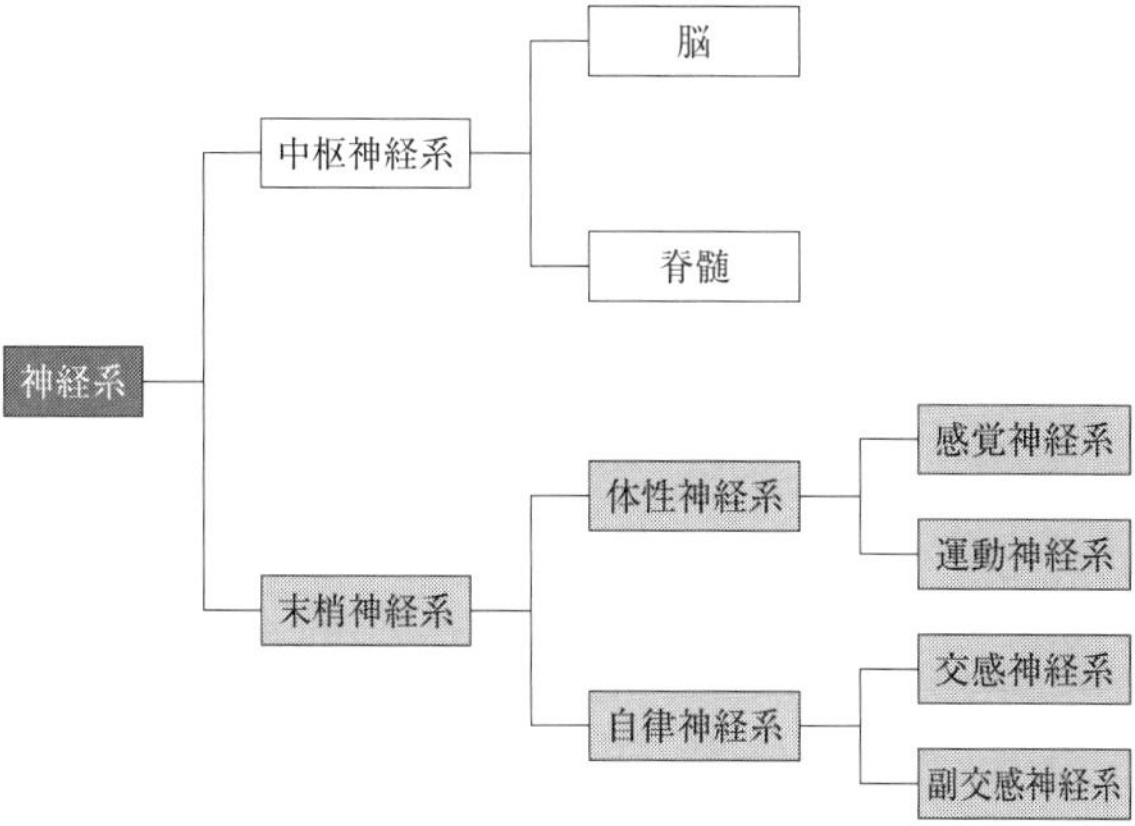

図 2-1　神経系の分類

まず、脳も神経系の一部だ。「系」というのは「システム」ということで、「一連のはたらきをするものが集まっている」というように理解しておけばいい。

神経系は、中枢神経系と末梢《まっしょう》神経系の2つに分けられる。脳は、この中枢神経系に分けられている。

他にも、主に脳と全身の中継地点としてはたらく「脊髄《せきずい》」がある。「反射」と呼ばれる意識に上らない運動によって僕たちの姿勢や運動を制御している。熱いものに触れたときにとっさに手をすくめるのもこの脊髄の反射による。脊髄は脳とつながっており、背骨に沿ってお尻の辺りまで伸びている。ここから、足の先から内臓の隅々まで神経線維でつながっている。

このような神経線維のことは、「末梢神経系」と呼ぶ。線維というのは、回路でいえば文字通り導線のようなものだ。縦糸と横糸を編み込んだ衣服などの繊維とは、区別して用いられる。

末梢神経系は、さらに「体性神経系」と「自律神経系」に分類される。

体性神経系には、「感覚神経系」と「運動神経系」があって、100万本以上の神経が束になって情報を脳に送っている。「神経痛がする」と言ったときの神経は、脳に体の感覚情報を送る感覚神経系を指している。一方、「君は運動神経がいいね」と言ったときの神経は、脳の指令を受けて筋肉を動かす運動神経系だ。感覚神経は全身で合わせると数千万本あるといわれている。運動神経は毎秒100メートルもの速さで信号を伝達し、精密で素早い筋肉の動きをコントロールしている。

目から入った光や、耳から入った音は、視神経や聴神経などの感覚神経を通して脳に伝えられるし、痛みなどの皮膚感覚や関節や筋肉がいまどんな状態にあるかを知らせる固有感覚も常に脳に伝えられている。そのおかげで僕たちは目を閉じてもものを取ることができるし、足元を見なくても歩くことができる。

自律神経系は、内臓のはたらきや体温調節などをコントロールしており、生きるための基本的な機能を担っている。心臓や消化器などの内臓は24時間365日、生まれてから亡くなるまで絶え間なく動き続けるが、この神経のはたらきも意識的にはコントロールすることができない。自律神経系は、さらに交感神経系と副交感神経系からなっていて、あらゆる臓器や器官はこの両方の支配を受けている。

一般的には、交感神経系は活動的なときにはたらく神経で、副交感神経系はリラックスしているときにはたらくといわれているけれど、その効果は臓器や器官によって異なる。たとえば骨格筋は交感神経系が優位になっているときによくはたらくが、副交感神経系が優位なときは力が緩んだ状態になる。一方、腸などの消化器は、交感神経系が優位なときははたらきが抑えられるが、リラックスして副交感神経系が優位なときにはたらく、といった具合だ。

中枢神経系を構成する神経線維も、末梢神経系を構成する神経線維も、基本的には同じしくみではたらいている。

ところで神経線維といっても、ケーブルが単体であるわけではなく、全ては「神経細胞」と呼ばれる細胞から伸びている突起の一部である。では次に、この神経細胞の構造とはたらきについて詳しく見ていこう。

脳細胞のかたちとはたらき

すべての生き物を構成する最小単位は「細胞」と呼ばれている。僕たちの体、器官、臓器は、たとえば肝臓なら肝細胞、心臓なら心筋細胞のように、特定のはたらきを持った細胞からできている。

脳神経を構成している細胞は、神経細胞（ニューロン）と呼ばれている。脳を作っている細胞は、「脳細胞」などとひと括《くく》りで呼ばれることもある。

細胞は基本的に、「細胞膜」と呼ばれる二重の膜で覆われており、遺伝情報を含む核やエネルギーを産生するミトコンドリアをはじめとして、小胞体、ゴルジ体などの細胞小器官を備えている。その点については、ニューロンも基本的には同様だ。

図2-2を見てみよう。細胞というと、丸くてアメーバのようなものを想像するかも

しれないが、ニューロンが特徴的なのは、細胞の中心から無数の突起が伸びていることで、そのうち1本はさらに長く伸びて、他の細胞へと情報を送る伝線の役割をしている。他の細胞へ情報を送る突起のことを「軸索」といい、これが束になったものが神経線維と呼ばれるものの正体だ。一方、情報を受け取る側の突起は、樹木のように枝を伸ばしていることから「樹状突起」と呼ばれている。

体性神経や自律神経といった末梢神経の軸索は、各々が担当する臓器や筋肉などに信号を伝えている。運動神経の中には長いもので1mに及ぶものがある。細胞の大きさは、0・01㎜程度なので、自分の体の長さの10万倍も長いものが突き出していることになる。細胞体をテニスボールに置き換えるならば、2〜3㎞先にまで信号を送っていることになる。

一方、中枢神経系のニューロンは、およそ140億個あるといわれており、軸索と樹状突起によって複雑なネットワークを構成している。

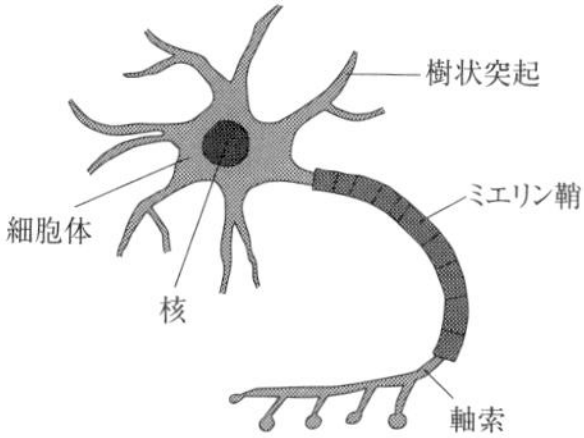

図2-2　ニューロンの構造

脳を構成する脳細胞には、ニューロン以外にも「グリア細胞」（神経膠《こう》細胞）と呼ばれるものもある。グリアというのは膠《にかわ》という意味で、膠というのはレンガとレンガの隙間を埋めるパテのことを指す。グリア細胞はニューロンと同等かそれ以上の数が存在していることが報告されている。グリア細胞もニューロンと同時期に見つかってきてはいたが、そのはたらきはよく理解されておらず、単にニューロンとニューロンの隙間を埋める支持細胞であると理解されてきた。

ところが、グリア細胞も脳のはたらきに重要な役割を果たしていることがわかってきた。たとえばグリア細胞のひとつ「アストロサイト」は、脳内環境を一定に保つ役割を担っている。血管とニューロンの接合部であるシナプスの両方を取り囲んでおり、血管からエネルギーを取り込んで、ニューロンが使える形にして渡している。また、ニューロンが正常に働けるように周辺のイオン環境を整えている。さらに、脳内を流れることで老廃物を排出する液体の流れを制御しているとも考えられている。多くの疾患とアストロサイトの機能不全の関連性が指摘されていて、脳血管との直接の接点であるから、創薬の標的としても注目を集めている。

次に「ミクログリア」は、脳の中で免疫細胞のようなはたらきをしており、侵入した異物や不要になった老廃物を取り込んで排出する。また、神経回路のつなぎ替えにも一役買っているといわれている。たとえば、不要なシナプスの取捨選択を行うことで、正常な認知機能にも関与しており、発達期にこの取捨選択がうまくいかないことが自閉症スペクトラム障害に代表される発達障害の原因となるとも考えられている。

「オリゴデンドロサイト」は、軸索に等間隔にバームクーヘンのように巻きつき、髄《ずい》鞘《しょう》（ミエリン鞘）と呼ばれる構造を作っている。軸索上を伝わる電気信号は、このミエリン鞘とミエリン鞘の隙間の覆われていない部分（ランヴィエ絞輪）を次々と伝わるため、ミエリン鞘がない場合に比べて高速に信号を伝えることができる。一方、このミエリン鞘が脱落してしまう疾患は「脱髄疾患」と呼ばれ、運動障害や認知障害など重篤な症状を引き起こす。

このようにグリア細胞は健康な脳機能を維持するために重要な役割を果たしていることがわかりはじめている。

刺激が脳へ伝わるまで

光や音、熱などの感覚は、感覚神経によって脳に伝えられることを説明してきた。たとえば皮膚が接触を感知して感覚神経を興奮させると、信号が脳に向かって伝わっていく。この信号は電気的な信号であり、実際に測ることができる。「脳波」と呼ばれる信号も、脳の集合的な電気活動を反映している。

感覚信号は脊髄でいったん別のニューロンにバトンを渡し、脳の視床へと情報を送る。感覚情報は脳の「視床」で統合され、もう一度別のニューロンに乗り換え、大脳皮質の「体性感覚野」と呼ばれる領域に情報を届ける。大脳皮質に情報が伝達されると「触った」という知覚が意識にのぼる。この間、なんと約0・1秒程度である。

このように素早い伝達をおこなう神経細胞は「有髄神経《ゆうずいしんけい》」と呼ばれている。有髄神経の軸索は先ほど述べたようにミエリン鞘で覆われているため、電気信号がランヴィエ絞輪を飛びながら伝わる。その速度は毎秒100メートル、つまり時速360㎞だ。最新鋭の新幹線と同等の速度である。このような伝達様式は「跳躍伝導」と呼ばれている。

一方、「無髄神経《むずいしんけい》」と呼ばれる、ミエリン鞘のない神経もある。この神経の上を信号が伝達する速度はだいたい時速4km程度で、大人が歩く程度の速さと変わらない。こう比べてみると、跳躍伝導がいかに速いかおわかりいただけるだろう。イカなどの軟体動物は無髄神経しかもたないため、複雑な神経系を発展させられなかったと考えられる(そのかわりに神経を太くした)。僕たちがこんなにも素早く物事を考えたり判断できたりする背景には、有髄神経による跳躍伝導が欠かせない。

脳は四六時中はたらいている

ここまで、体から脳へと情報を伝え、あるいは脳から全身の筋肉へと信号を伝える神経系のはたらきについて見てきた。脳がはたらいているというと、勉強ができるとか段取りよく作業ができるなど、「頭の良さ」をイメージすることが多いかもしれない。だがこれまで述べてきたように、脳がしている仕事はそれ以外にも多岐にわたる。それは大まかに以下の3つに分けることができる。

①体からの情報を「感じる」

②記憶や予測に基づき決断するなど「考える」
③体を適切に「コントロールする」

感覚と運動の間をつなぐ脳は、体から伝わってきた情報を統合し、解釈し、過去の記憶を総動員して、次の適切な行動を指令する。これらの行動のうちには、姿勢の制御のように無意識的におこなっていることも多く含まれる。あるいは、状況について思いを巡らせ、感情が昂《たかぶ》ることもあるだろう。脳は、意識的・無意識的にかかわらず四六時中はたらいているのだ。もちろん睡眠中だって脳は、睡眠モードではたらいている。

脳には、全血液の約20％が運ばれているとされ、安静時において消費するエネルギーであるいわゆる基礎代謝の約20％は脳が利用しているといわれている。これは、肝臓や筋肉が使用するエネルギーに匹敵するほどで、脳のはたらきを維持するために僕たちはせっせと食事をして血液を脳に送っているといっても過言ではない。ついでにいえば脳が利用できるエネルギーは主にブドウ糖（グルコース）なので、脳をしっかりとはたらかせる必要があるときには炭水化物を多く含む食品（お米やパン、うどんなど）を摂《と》るとよい。

脳の中で特にエネルギーを消費するのはニューロンのはたらきだが、前述の通り、ニューロンは直接脳血管にはコンタクトしておらず、アストロサイトが仲介している。アストロサイトが血中からグルコースを取り込み、ニューロンが使える形にして渡してあげているのだ。もしアストロサイトが、「わたし、もう仕事しません」とヘソを曲げてしまったらニューロンはひとたまりもない。

さらに脳は他の臓器と異なり、「頭蓋骨」という硬い入れ物の中に収められており、その下では「脳脊髄液」と呼ばれる液体の中に浮かんでいる。この液体は脳の中央部にある「脳室」と呼ばれる部位で血液から赤血球などの成分がこしとられることによって作られる無色透明な体液だ。これがあることにより多少物理的な衝撃を受けたとしてもダメージが軽減される。そのうえ脳組織は、「硬膜」「クモ膜」「軟膜」の3つの層からなる膜組織によって包まれている。これら3つの膜組織は合わせて「髄膜」と呼ばれている。このように脳は堅牢《けんろう》に守られており、その事実からも脳がいかに重要な臓器であるかをうかがい知ることができる。

脳はどのような物体か

脳は、心臓などの動きのある臓器とは異なり、外観からそのはたらきを推定することは困難だ。頭蓋骨を開いてみても、液体に浮かんでいる塊があるだけで、どのようなはたらきをしているかはわからない。1800年代頃までは、「心の座は心臓にあり、脳は単に血液を冷やすための冷却装置」と考えられていたというのも無理もない。

僕たちはすでに脳が細胞からできていることを学んできたが、改めて脳の外観の特徴や、部位によって異なるはたらきを分担していることを見ていこう。

ヒトの脳は、成人でおよそ1・5kgの脂っぽい塊だ。清涼飲料水の大きいペットボトルと同程度の重さだ。パッと見て気づくのは、まず中央に深い溝（中心溝）があり、右脳と左脳に分かれているところだろう。また脳の表面にはシワがたくさんあることも特徴的だ。

右脳と左脳に分かれているというのは哺乳動物が共通して持っている特徴だが、マウスやラットなどのように、シワがない、ツルツルした脳を持っているものもいる。一方、フェレットと呼ばれるイタチの仲間にはシワがあるが、コモンマーモセットと呼ばれる手のひらに乗るくらい小さな霊長類は、霊長類の仲間であるにもかかわらず脳にシワがない。「脳にシワが多いほど頭がいい」という俗説があるが、この例を見てもそれが誤解であることがわかるだろう。

脳のシワは、表面積の大きなものを小さな容《い》れ物（頭蓋骨）に収めるためにできると考えられる。脳の表面を覆っている大脳皮質は、広げると新聞紙1枚程度の大きさになるといわれている。想像してみてほしいのだが、新聞紙大のものを僕たちのこの小さな頭蓋骨の中に収めようとしたら、しわくちゃにするしかないことがわかるだろう。

脳が大きいことが賢さと関係しているともよくいわれる。たしかに、ネズミと比べるとネコやヒトでは体のサイズが大きいので、相対的に脳も大きくなる。ゾウやクジラはさらに大きな脳を持っていることがわかっている。ゾウの脳は5～6kg、クジラは大きいものでは10kg近くあるそうだ。じゃあ人間より5倍賢いかといわれると、どうなんだろうか。

一方で、体重あたりの大脳皮質の大きさを比べてみると、実は人間ほど大脳皮質が発達している動物はいない。かといって脳が大きいことが重要かというと、あまり本質的な問題ではなさそうだ。たとえば、子どもの頃に病気でどうしても脳の半分を切除しなくてはならなかった患者でも、なんら問題なく成人になり普通の人と変わらない生活を送ることができるというのだ。

「脳の半分」と書いたが、どんな脳にも左右がある。正確には大脳に左右がある。大脳皮質の左右をつないでいる部分は「脳梁《のうりょう》」と呼ばれ、無数の神経線維（「髄質」または「白質」ともいう）が右脳と左脳の連絡をおこなっている。

人体には腎臓や肺、眼球のようにふたつひと組になっているものがある。これらは単に互いのバックアップというわけではないだろうが、しかし大抵はどちらか一方でもなんとかなるものだ。ただし、大脳皮質の場合は左右で別々のはたらきをしていることがわかっている。

アメリカの神経科学者であるロジャー・スペリーとマイケル・ガザニガらは、重度のてんかんで脳梁を切断せざるをえなくなった患者を詳細に観察し、右脳と左脳がたしかに異なるはたらきをしていることを見出した。左脳は言語や計算や分析を、右脳は空間認識や創造性に優位なはたらきを見せたという。しかし、現在巷《ちまた》でいわれているような

「右脳型人間（自由で感覚的な芸術家タイプ）」「左脳型人間（論理的で正確な思考家タイプ）」というのは、これらを曲解したものといわざるをえない。

また、脳梁に関しては、女性の方が男性よりも太い脳梁を持つという報告もあるが、そうではないという報告もあり決着がついていない。しかし、この結果に安易に飛びついて、「だからこそ女性はマルチタスクに長《た》けている」などというような男女の脳の違いを説明する考え方もあるようだが、これも誤解で、都市伝説の域を出ない。

右脳／左脳、男脳／女脳、正常／異常、生まれ／育ち、などと二項対立的に白黒つけて考えるのはあやうさがある。生物学の世界では、およそ全てのケースについてどちらも正しく、もっというと中間的なものも多く存在していて、グラデーションのようになっている。

脳の機能分担

脳を表面から順に見ていこう。

まず、「大脳」と呼ばれる思考や知性、言語や精神などを司っているとされている部位が大部分を占めている。人間では、脳の80%が大脳からなっているとされる。大脳の表面でシワを形成している「大脳皮質」は、特に新しい脳といわれており、進化により複雑な脳を持つ動物ほど大脳皮質が発達している。ヒトでは大脳皮質が特に発達していることから、あえて「大脳新皮質」と呼ぶこともあるが、基本的には同じものを指す。大脳については後ほど詳しく説明しよう。

大脳の下の後頭部の辺りには「小脳」と呼ばれる部位がある。小脳といっても、小さな脳という意味ではなく、大脳や他の脳の部分と密に連絡をしている。特に、僕たちがスムーズに運動をしたり、運動したことを学習したりするのに重要なはたらきを担っている。

大脳の下のさらに奥まった部分にはいわゆる〝古い脳〟と呼ばれる、動物が共通して持っている部分がある。古い脳といっても、別に不要であるとか退化しているという意味ではない。これらは「脳幹」と呼ばれており、呼吸や心臓を調節するなど、生命維持に必須のはたらきを意識の介入を受けることなくおこなっている。また、大脳皮質にも重要な信号を送っている。大脳皮質はそれらを元に筋肉や感覚器官など体の各部位にす

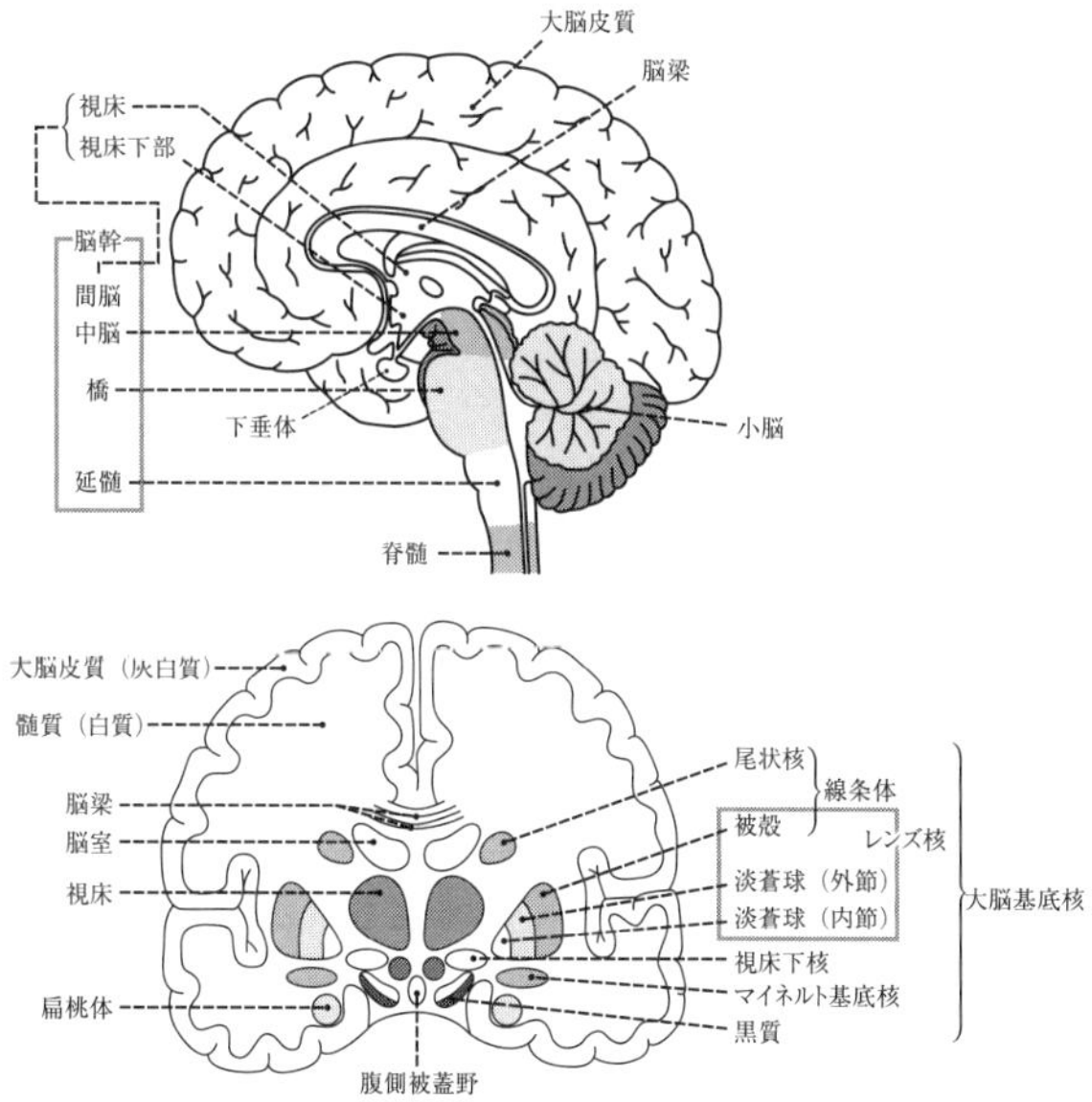

図 2-3　脳の構造

ばやく適切な指令を下している。その一部は知覚として自覚することができるが、それはほんの一部に過ぎない。僕たちは普段、自分の意思で意識して考えて行動していると思うかもしれないが、脳の大部分は全自動的で、僕らが気づいたときには、その仕事の大部分はすでに滞りなく完了している。

このようなはたらきは「自律的機能」といわれている。いくら「気の持ちよう」「病は気から」などと言っても、いくら脳幹に「動け、動け、動いてよ！」と言ったところで、心拍を意のままに動かしたり、止めたりはできない。ましてや心臓を作る心筋細胞は、特に脳の指令がなくても自分でリズムを作り出して勝手に拍動を続ける。

話をもとに戻そう。脳幹は、「中脳」「橋」「延髄」「間脳」からなる。中脳、橋、延髄は、呼吸や心拍の調節の他、内臓感覚の統合や、咳《せき》やくしゃみ、発声や嚥下《えんげ》、汗や涙や唾液の分泌などを、意識の介入なしに自律的におこなっている。間脳には「視床」「視床上部」「視床下部」「視床後部」「脳下垂体」など、感覚情報の中継地点や自律神経やホルモン調節、意識など、生き物らしい活動をするための中枢が数多く存在している。

大脳皮質と脳幹、特に視床との連絡を担っている部位は「大脳基底核」と呼ばれており、運動調節に関与する「黒質」や「線条体」は、運動そのものというよりは、運動の滑らかさを制御している。この部位のはたらきが異常になると、スムーズな運動や意図した運動ができなくなる。パーキンソン病と呼ばれる運動失調はその一例だ。

また、「尾状核」や「レンズ核」などには、報酬を予測し、やる気やモチベーションなどに関わるニューロンが集中的に存在している「核」と呼ばれる構造が存在している。

これらの部位は、「ドーパミン」と呼ばれる神経伝達物質を信号伝達に利用している。ドーパミンは快い情動を司っており、思いがけない良いことが生じると放出が高まることから、「報酬系」と呼ばれる脳のシステムを担っている。これについても後ほどじっくり述べることにしたい。

また、「マイネルト基底核」と呼ばれる部位に存在するニューロンは、「アセチルコリン」という神経伝達物質を用いて大脳皮質や海馬に情報を送っており、学習や記憶に関与していると考えられている。アルツハイマー病患者の死後の脳を調べてみると、このマイネルト基底核のニューロンの大部分に障害がある傾向が高いことが知られている。アルツハイマー病は、正常な記憶の引き出しができずに、物忘れがひどくなったり、自分が誰で今どこにいるのかなどの正常な認知行動ができなくなったりする病気のことだ。ひょっとするとマイネルト基底核は僕たちの正常な認知機能にも関与しているのかもしれないと考えられ、積極的に研究されている。

その他、大脳皮質の周囲に存在する部位は、まとめて「大脳辺縁系」と呼ばれている。記憶に関連すると考えられる「海馬」や、恐怖や嫌悪などの情動に関与すると考えられる「扁桃体《へんとうたい》」などが存在している。
このように脳では、さまざまな部位が別々の仕事を分業している。しかし、それぞれが独立しているわけではなく、密接に相互連絡することで、休むことなく僕たちの生命を支えている。繰り返し述べるが、これらは僕らが意識して命令をしているからはたらいているのではなく、生を受けた瞬間から全自動的におこなわれていることが大部分だ。普段めったに意識することはないが、改めて感謝してみてもいいかもしれない。

第2章のまとめ

・脳は神経系のうち「中枢神経系」の一部。体の神経は「末梢神経系」に分類される
・脳も細胞からできている。脳細胞は「神経細胞」(ニューロン)と「グリア細胞」からなる。ニューロンは電気的な信号を発生し、長い突起によって他の細胞に情報を伝達するネットワークを作っている
・ニューロンは電気的な信号を発生するが、他のニューロンと接合する部分では電気信号を化学信号に置き換えて情報を伝達する。これによって情報の質を変化させる

・脳にはさまざまな部位があり、それぞれが役割分担をしている。その大半は、生命の維持や姿勢の制御など、意識的には制御できない全自動的なはたらきである
・大脳皮質は、体からのさまざまな入力を分担して処理しており、これを「機能分担」と呼ぶ。特に前頭連合野のある「前頭葉」では、言語や精神、人間らしい活動や思考を司っている

第3章　心を生み出す脳のはたらき

少しずつ核心に迫っていこう。

脳がどのようにして心を生み出すのか。その秘密は、脳細胞がどんなふうにはたらいているかを知ることにある。それは、たとえば肝臓のはたらきを知りたければ、肝臓を作っている肝細胞のはたらきをひとつひとつ明らかにしていくのと同じことだ。脳という臓器のことを知るためには、脳を作る細胞のはたらきを知る必要がある。

脳の研究をしている人の大半は、脳細胞のはたらきに着目した研究を精力的におこなっている。しかも、脳細胞の中でも電気を発生するニューロンとその情報伝達に関することが大半だ。ただし、脳が心のはたらきを生み出すのを理解するためには、単に脳細胞のはたらきを知るだけは不十分だと僕は考えている。あまり注目されていないことだけど、脳の中には脳細胞以外のプレイヤーがいて大事なはたらきをしている。

実は、脳の中には電気を発生しない細胞もあるということ、細胞と細胞の隙間の空間も大事なはたらきをしていることなどが少しずつわかり始めている。脳内の広い範囲を同時に活性化する化学物質もあれば、脳から体の隅々までを調節するしくみもある。これらこそが心のはたらきに重要なプレイヤーなのだ。

この章では、脳細胞がどんなふうにはたらくかを知ったうえで、さらにそれらにお互いに影響を与え、コントロールしている、いわば脳の中の「シャドーキャビネット」(影の内閣)について紹介しよう。

シナプス伝達——情報の質を変換する

目や耳、手などの感覚器官から脳に情報が伝達されるまでに何度か情報のバトンタッチがおこなわれる。ニューロンとニューロンのつなぎ目には4万分の1㎜ほどの隙間が空いているため、電気信号はここでいったん行き止まりになる。このつなぎ目は「シナプス」と呼ばれており、シナプスを形成する隙間の空間は、「シナプス間隙《かんげき》」と呼ばれている。

シナプスには電気信号を化学信号に変換するしくみが備わっており、これを「シナプ

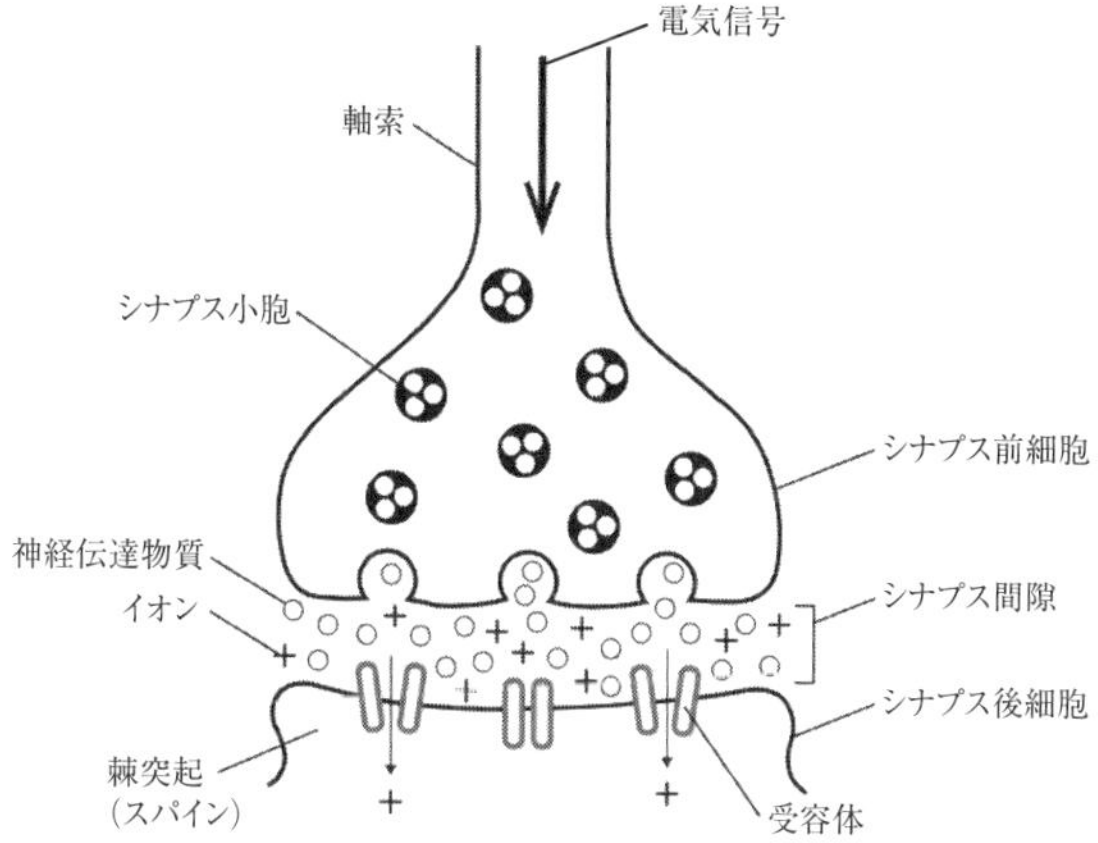

図3-1　シナプスの構造

ス伝達」という。情報を伝える化学物質は「神経伝達物質」と呼ばれており、数百にも及ぶ種類の化学物質を使い分けることで〝質の異なる〟情報を伝えることを可能としている。たとえば、興奮性の神経伝達物質の代表は、アミノ酸の「グルタミン酸」だ。一方、抑制性の（興奮を鎮める）神経伝達物質の代表的なものとして「γアミノ酪酸」（GABA）がある。

このようにシナプスでは電気信号をいったん化学信号に置き換えることで、時間のロスが生じてしまうものの、情報の質を変換することが可能となる。ニューロンが発生した電気的活動を化学信号に置き換えることで、電気のON／OFFだけでは表現しきれない多様な情報伝達を可能にしている。このような情報の質の変換が、多彩な情報伝達を生み、気分や感情、ひょっとすると性格までも司っていると考えられている。

神経伝達物質を受け取った側のニューロンでは、再び電気的な活動が発生する。入力を受けるアンテナ（樹状突起）は複数あるので、それがいくつも統合され、合算されて、次の活動電位を発生するかどうかが決まる。また、よく使用されるシナプスは強められ、伝達効率が上昇する。このしくみは「シナプス可塑性」と呼ばれていて、学習や記憶の基盤になっている。

ところで、人工知能や深層学習を支えるニューラルネットワークというアルゴリズムは、このシナプス伝達を模している。ニューロンを模した素子にさまざまに重み付けしたシナプス結合を入力し、その合計が閾値《しきいち》を越えれば信号を次に伝達する／しないが決まる。この重みづけを学習し、最適になるまで計算を何度も繰り返す。このような方式は脳の情報伝達を［0, 1］の2値的に解釈しており、同じく［0, 1］で情報を表現するコンピュータと非常に親和性が高い。コンピュータの性能が上がるにつれてより複雑な計算を高速でおこなえるようになったため、人工知能の性能や精度も年々上昇しており、もはや人間の脳が持っている能力を遥《はる》かに凌駕《りょうが》する計算処理能力を持つようになってきている。

ところが、シナプス伝達は生体の持っている伝達方式のほんの一部でしかない。したがってシナプス伝達だけを模倣しても、脳のような情報伝達をする人工知能を作ることはできないと考えられる。生き物が持つ見事なしくみをうまく組み込むことができれば、将来的により生き物らしい人工知能ができるかもしれない。あるいは人工知能には生き物らしさを求めないという立場もあるだろう。いずれにせよ、こうした技術の発展には生体が持つユニークな情報伝達方式を理解する必要がある。以下では、シナプス伝達以外の生体情報伝達のしくみを見ていこう。

広範囲調節系——脳全体のモードチェンジ

1つ目に紹介するのは、脳の広範囲調節系のはたらきだ。脳の中には、局所に狭い範囲で情報を素早くやり取りするニューロンもいれば、とてつもなく長い距離に軸索を伸ばし、脳の隅々まで伝達物質を届けるものもいる。このようなニューロンは「調節系ニューロン」と呼ばれていて、主に脳幹と呼ばれる脳の深い部位の特定の場所に固まって存在している。それぞれが特定の伝達物質を産生するはたらきを持っている。調節系ニューロンが作る伝達物質を他と区別して「神経修飾物質」と呼ぶことがある。

こうした調節系ニューロンの軸索は、数ミリにわたる長い回路を形成し、脳の広い範囲を同時に活性化することができる。特に面白いのは、これらの軸索は、直接一対一のシナプスを形成するわけではなく、軸索上にコブ状に存在する膨大部から直接、神経修飾物質を放出するところにある。通常、膨大部と標的細胞の距離は遠いので、この間のスペースを神経修飾物質が拡散して伝わるのだ。このような伝達方式を「拡散性伝達」と呼ぶ。

非常に精密で素早いシナプス伝達と比べれば、このような拡散による広範囲調節系は比較的ゆっくりで、しかも特定の標的を持たない。シナプス伝達が電話線による1対1コミュニケーションだとすれば、広範囲調節系は新聞やテレビのようなブロードキャスティング、あるいはマスコミュニケーションだということができる。

ニューロンの早くて正確なシナプス伝達のおかげで精緻で素早い運動などが可能であるのは紛れもない事実である。しかし、この広範囲調節系は、脳全体のモードチェンジに関与していると考えられている。たとえば、気分や注意、睡眠／覚醒などだ。ひょっとすると精神機能などの高次な機能にも関与しているかもしれない。

音楽でたとえるならば、ニューロンのシナプス伝達は、リズムや主旋律やハーモニーであり、広範囲調節系は音楽のボリュームや強弱に変化をつけるようなはたらきだと考えてみるといい。どちらが欠けても素晴らしい音楽を楽しむことはできない。

ここでは代表的な広範囲調節系をごく簡単に4つ紹介する。ひとつひとつ見ていこう。

ノルアドレナリン――脳のアラートシステム

最初に紹介する「ノルアドレナリン」は、新奇の予期しない刺激に対して特に放出が高まることから、脳のアラートシステムであると考えられている。

通常は、睡眠と覚醒の切り替わりに関与しており、睡眠中はノルアドレナリンの量が減り、覚醒度が高くなるとノルアドレナリンも増加する。

ノルアドレナリンとアドレナリンは親戚みたいなもので、主に脳ではたらくのがノルアドレナリン、主に体ではたらくのがアドレナリンと考えておいていい。

日常でも、スポーツの試合観戦をしていて「アドレナリンがめっちゃ出てる」と言うことがある。アドレナリンは交感神経系のはたらきに重要で、興奮しているときに毛が逆立ったり、瞳孔が開いたり、心臓がドキドキしたり、血管を収縮させて血圧を上げるはたらきがある。スポーツの試合中に怪我をしても血が出にくいのは、このアドレナリンの作用でもある。恐怖を増強するはたらきもある。これはいわゆる「闘うか、逃げるか」という全身の反応だが、これについては第5章でも再び取り上げる。

脳では、覚醒水準を高めて注意を集中し、新奇環境に置かれたときに生じる不安やストレスなどの気分にうまく適応するため、記憶を活性化し、学習効率を高める作用がある。記憶をフル動員してこの状況を乗り越え、次に備えて学習し、その結果を記憶する必要があるからだ。

一方、ノルアドレナリンの放出が異常になると常にアラートシステムが発動したような状態になり、パニック障害や、ストレス関連障害である心的外傷後ストレス障害（P

ＴＳＤ）や注意欠陥多動性障害（ＡＤＨＤ）との関連も知られている。

体のストレス応答との関連については、第4章で詳しくみていこう。

ところで、アドレナリンは日本人科学者の高峰譲吉《たかみねじょうきち》によって発見された物質だが、欧米では長年その功績が認められず、後から報告された「エピネフリン」という呼び方が定着している。どちらも「副腎由来のアミン」という意味である。欧州では近年になって高峰の功績が認められ、国際的にアドレナリンを使用することが推奨されているが、米国では根強くエピネフリンが使用されている。日本人の僕たちとしては、アドレナリンの使用を推していこう。

セロトニン——心のバランスを保つ

2つめに紹介する「セロトニン」は、主に「最適な覚醒をもたらす」「自律神経のはたらきを整える」「心のバランスを保つ」といった重要な役割を担っている。あまり知られていないが、睡眠覚醒のサイクルや体内時計の調節、血圧調節や体温調節など生存に必須の機能をいくつも制御している。

もっとも有名なのは「心のバランスを保つ」はたらきで、セロトニン量が低下するとさまざまな気分障害や不安障害が生じる。たとえば、わけもなく気分が落ち込んでしまう、抑うつ状態もこの気分障害の一種だ。

セロトニンは、逆に攻撃性とも関係することが知られている。マウスを4週間隔離して飼育すると、特にオスでは、攻撃性が増すことが知られている。このとき脳内では、セロトニンの合成・放出・再合成などの速度が減少することが知られている。

さらにセロトニンは食欲とも関連するらしい。昔からfoodとmoodは密接な関係があるといわれてきたが、その間を取り持つのがセロトニンであると考えられている。空腹時にはセロトニン量が低下し、満腹時にはセロトニン量が増加することが報告されている。その異常が、過食症と関係すると考えられている。

多くの抗うつ薬や抗不安薬は、脳のセロトニンの量をコントロールするはたらきがある。これについては第4章で詳しくみていこう。

ドーパミン——脳の「やる気スイッチ」

3つ目に紹介する「ドーパミン」が脳で重要なはたらきをしていることは、1950年代にスウェーデンの薬理学者であるアルビド・カールソンらが明らかにした。その功績が称《たた》えられてカールソンらは2000年にノーベル生理学・医学賞を受賞した。

ドーパミンも拡散性伝達によって信号を伝達する神経調節物質のひとつで、大きく分けて「運動機能」と「心のはたらき」に関与する。

脳の深部に存在する黒質と呼ばれる部位に始まり、線条体（57ページ）ではたらくドーパミンを放出するニューロンは、主に運動機能に関与している。このニューロンがなんらかの理由でダメージを受け、黒質からのドーパミンの放出が少なくなると、自分でこう動かしたいと思った通りに体が動かなくなったり、なめらかな動きができなくなったりすることから、パーキンソン病との関連が知られている。これに対して、ドーパミンの量を増やす作用があるL-ドーパという薬剤を服用したり、黒質を電気で刺激することによってドーパミン放出量が増え、症状が改善するという報告がある。

一方、腹側被蓋野と呼ばれる部位から大脳皮質を含む広範囲にドーパミンを放出するニューロンは、ドーパミンの量を調節することで、自分が起こした行動によって得られた報酬を素早く学習し、次の行動でより多くの報酬が得られるように適切な行動をとるしくみがあると考えられている。つまり「こうしたらもっといい結果が得られるからもうちょっと頑張ろう」とか、「次はもっと工夫してやってみよう」といったやる気をコントロールしているのだ。脳の「やる気スイッチ」ともいえるだろう。

このドーパミンが「人間らしい心のはたらき」に果たす役割については、第5章で詳しく取り上げる。

アセチルコリン――学習や記憶に重要

4つ目に紹介する「アセチルコリン」は、学習や記憶に重要なはたらきをしていることが知られている。その事例のひとつとして、アルツハイマー病との関連がある。

アルツハイマー病は、注意や学習などの認知機能の低下や記憶障害などが主な症状の脳の疾患の一種で、その原因や具体的な治療法はまだよくわかっていない。アルツハイマー病の患者の脳組織に特徴的なのは、「アミロイドβ」と呼ばれるタンパク質が繊維状になって沈着していることが挙げられる。これらは、斑点状に見えることから「老人斑」という名前でも知られている。この異常なタンパク質の蓄積が、どういうわけかアセチルコリンの分泌を抑制することも知られている。他にも、脳内でアセチルコリンを受け取れなくなる薬を投与すると記憶学習の障害が起きることからも、アセチルコリンが認知症の発症や進行に重要な役割を果たしているのではないかと考えられる。

アルツハイマー病というとお年寄りの病気と思われるかもしれないが、64歳以下で発症するものもあり、区別して、若年性アルツハイマー病と呼ばれている。若くても顕著に物忘れが激しくなったり、新しいことが覚えづらくなったり、集中力が続かなかったりしてしまうことから始まる。20代でも発症することがあるというので恐ろしい。周囲からは単にやる気がないのかと思われたり、自分でも単に疲れてるのかな、などと軽く考えたりして発見が遅れてしまうのだそうだ。その原因は、遺伝性や外傷、ストレスなどさまざまだが、おそらくは、老人性のものと同様、アセチルコリンが関係しているのではないかと考えられている。

寿命が伸び、医療が発達すれば、今後ますます体の健康寿命は伸びていくだろう。しかしどんなに体が健康でも、認知機能や記憶力が低下してしまえば、健康な日常生活は送れない。年を取ってもいきいきとした生活を送るためには、脳の健康が欠かせないのだ。だからこそ重要なのは、脳の健康寿命をいかに伸ばすかではないだろうか。

体と脳の連携プレー

これまで脳について見てきたが、脳と体は密接に結びついている。特に臓器と脳は緊密にコミュニケーションをとっている。こう書くとまるで脳が特別なようだが、脳もひとつの臓器とみれば、臓器同士が連絡を取り合っているのはなんら不思議ではない。

これまでは脳が臓器をコントロールしていると思われてきたが、臓器が脳をコントロールすることもあるようだ。特に腸から脳に送られるシグナルは、僕たちの知的能力や気分にまで影響を与えるといわれ始めている。腸には「腸神経系」と呼ばれる脳と同じくらい複雑な神経回路ネットワークがあり、一時は「腸は第二の脳」と言われていたが、最近ではむしろ「脳は第二の腸」と言われているくらいだ。

腸などをはじめとする臓器から脳への経路は、「迷走神経」と呼ばれる神経でつながっている。これは副交感神経の一種で、多くの臓器はこの迷走神経を使って脳とコミュニケーションをしている。

一方で各臓器には、副交感神経と逆のはたらきを伝達する「交感神経系」も同時に接続されている。これによって、興奮しているときとリラックスしているときの各種臓器や瞳孔や汗腺など器官のはたらきを同時にコントロールすることができる。

交感神経のはたらきを担っているのはノルアドレナリンで、眼では瞳孔の拡大、心臓では拍動の促進、消化管のはたらきの抑制など、複数の臓器や器官のはたらきを同調させることができる。一方、副交感神経のはたらきを制御しているのはアセチルコリンで、基本的には交感神経と逆のはたらきを促す。

脳と全身をつなぐのは神経だけではない。血流を介した方法もある。そこでは「ホルモン」と呼ばれる化学物質が利用される。ホルモンにも、アミノ酸が連なった「ペプチドホルモン」、脂質から作られる「ステロイドホルモン」、アミノ酸から酵素反応で誘導される「アミノ酸誘導体」があり、それぞれはたらきも作用部位も異なる。組織中に放出され、標的細胞に広く作用するという意味では、アミノ酸誘導体であるノルアドレナリンやアセチルコリン等もホルモンという分類になる。

脳でホルモンの分泌を促す部位は視床下部で、ここから下垂体に信号が送られ、ホルモンが直接放出される場合もあれば、ホルモンを放出するような指令をさらに各種臓器に送ることもある。ここでは詳しく述べないが、筋肉を合成したり、お腹が空いたり、尿意を催したり、食後に上がった血糖値を下げたり、性的に成熟させたり、とホルモンの作用はさまざまだ。このなかにはもちろん心のはたらきに重要なホルモンも含まれる。

脳と全身が緊密にコミュニケーションをして、体が常に一定のはたらきができるように整えたり、調整したりするしくみは見事だ。これらのはたらきの大半は、意識では介入できない。僕らの意識などというものは、全自動で動き回る神輿《みこし》の上に担ぎ上げられて、あぐらをかいているだけなのかもしれない。心と体のはたらきは不可分であるという話は、本書の後半でもたっぷりと取り上げる。

第3章のまとめ

・生きものの体にはさまざまな伝達様式がある

・シナプス伝達の他に、ホルモンや自律神経系による全身の調節や、神経修飾物質に

よる広範囲調節系がある

・広範囲調節系は、特定の標的細胞を持たない拡散性伝達によって広範囲のニューロンとグリア細胞を同時に活性化する

・広範囲調節系は、生存に必須なものから人間らしい生き方を支援する機能まで、さまざまな部分を極めて絶妙なバランスで調節している

・広範囲調節系は、生存に必須な生理機能だけでなく、気分などの精神機能にも関与する可能性がある

・脳と体の機能は密接にかかわっており、健康な体と心のはたらきには臓器と脳の連携が不可欠である

第4章　心が病むってどういう状態？

ここまでは、主に脳の正常なはたらきについて見てきた。しかし、脳も臓器である以上、常にベストパフォーマンスを発揮できるわけではない。ちょっとした体調不良で胃腸の調子が悪くなったりするのと同様、脳だって不調になることもある。

胃腸の調子が悪いときは脂っこいものを食べるのをやめてしっかり水分を取って休養し、必要に応じて胃腸薬の助けを借りるのもありだ。まずはしっかり休ませることが肝心だろう。

しかし、こと心のこととなると、やれ「気合が足りない」だの、「甘えだ」だの言い出すのはなぜだろうか。脳だって疲れるし、休ませることも重要だ。

この章では、心の不調の結果現れてくるさまざまな疾患に焦点を当てて、そのとき脳ではどんなことが起きているのかについて見てみよう。

ただし、僕自身は医者ではないので、臨床医学的な知識には不備があるかもしれない。

したがって、ここに書かれていることを安易に鵜呑《うの》みにして、自己流で実践したりはしないでほしい。もし、本当に誰かの助けが必要なら専門家に相談するのをお勧めする。

メンタルの不調ってどんなもの？

メンタルの不調は「不安障害」や「気分障害」と呼ばれる疾患のことで、不安障害の中には、「パニック障害」や「強迫性障害」などがあり、気分障害の中には、「双極性障害」や「大うつ」がある。双極性障害はいわゆる「躁《そう》うつ病」と呼ばれるもので、度を超えたハイテンションで活動的になる躁状態と、抑うつ的で無気力な状態を繰り返すことが特徴だ。大うつは、いわゆる僕たちがうつ病と呼んでいるものだ。その診断基準を表4-1に示す。

表4-1に示した9項目のうち「抑うつ」か「興味関心の減退」は必ず含んだ5つ以上の症状が2週間以上にわたって見られる場合には、うつ病と診断される可能性が高いということだ。ただし、これまで見てきたような体の病気によるものや、その治療薬などによって症状が見られる場合には、この診断基準はあてはまらない。

抑うつというのは聞きなれない言葉だけど、いわゆる気分が落ち込んでいる状態のことを指す。一見うつが抑制されていることなのかと思うけど、そうではない。でも、普通に生きている上で「今日は疲れたな、しんどいな、もう仕事辞めたいな」って感じることは誰しもあると思う。もしそれが2週間以上にわたって続く場合、心配し始めたほうがよさそうだ。

脳のはたらきが過剰になっている状態

「ちょっと待って。脳という臓器の不調だというけど、私は最近頭をぶつけた覚えもないし、記憶もしっかりしているから、たぶん脳も病気じゃないと思う。そもそもまだ若いし、体の他の臓器も問題がないように思える。でもどうしてメンタルが不調になるんだろう」と思う人もいるかもしれない。

メンタル不調というと、なんだか脳のはたらきが鈍っているような状態を指すと思っていないだろうか。「心が病んでいるので休む」と言うと、なんだか脳が怠けてしまっているると思われそうで、人に言うのに気が引けると思っている人も多いんじゃないだろ

心の状態	説明	具体的な例
抑うつ	気分が落ち込んでいる状況	・心が空っぽに感じられる ・漠然と哀しみを感じる ・わけもなく泣きたくなる ・心が暗く感じられる
興味関心の減退	興味関心、喜びの感情が目立って少なくなる	・新聞やテレビ・ネット等を見る気がなくなる ・今まで楽しんでいた趣味がつまらなくなる ・友人との会話に参加しなくなる ・否定的な発言が増える ・外出しなくなる
体重増減	急激に痩せる、太る / 食べない、過食する	・食欲が湧かない ・胃の痛み、吐気等を感じる ・「おいしい」とは感じないがとにかく食べたい ・ひとつの食べものばかりを偏食する ・1ヶ月で以前の体重の5%以上の変化が見られる
睡眠障害	グッスリと眠れない、眠りすぎる	・ふとんに入ってからも寝付けない ・一度寝付いても2~3時間で目が覚める ・夜中・明け方等に目覚めると眠れなくなる ・朝に目覚めても眠った気がしない ・いつまでも眠っていたい ・日中も常に眠気がある

心の状態	説明	具体的な例
精神運動性の焦燥、または制止	気持ちが落ち着かずに行動し続ける／気持ちも体も動かせない	・歩き回ることをやめられない ・家を出たり入ったりし続ける ・相手を選ばず電話をかけて話そうとする
易疲労性	疲れがひどい、やる気が出ない	・ほとんど歩いていなくても疲れる ・今まで行ってきた作業や家事等が続けられない ・「がんばろう、やろう」という気持ちにならない
無価値感や罪責感	「自分には価値がない」と感じる	・「この会社（学校）に居ても役に立たない」と感じる ・「誰も自分のことを好きではない」と思う ・「自分は罰せられるべきだ」と思う
希死念慮	「死にたい」と思う	・死について繰り返し考える ・ボンヤリとだが「死んでしまいたい」と思う ・自殺をしようという計画を立てている
集中力の低下、もしくは思考力の低下	落ちついて考えられない／決められない	・会社での作業・家事等に集中できない ・テレビや雑誌等の内容、会話内容などが頭に入らない ・何かを考えようとしても投げ出してしまう ・単純な選択肢でも決定ができなくなる

表 4-1　うつ病の診断基準（DSM-V）

うか。

実はその逆で、心が病んでいる状態というのは、脳のはたらきが過剰になってしまっている場合が多い。コンピュータで言えば、処理の重いアプリがいくつも立ち上がっていて、CPUがフル稼働してファンがウンウン唸《うな》っているような状態だ。

脳は、特に何にも取り組んでいない、ぼーっとしている状態でも常にはたらいている。よく「脳のアイドリング」状態と呼ばれている。その状態のときにはたらく一連の神経ネットワークが知られていて、「デフォルト・モード・ネットワーク」と呼ばれている。このネットワークは脳が省エネではたらけるように、特段注意を払わなくても処理できるようにはたらいているとされていて、いうなれば常識とかカテゴリー化のような全自動的な処理をおこなっている。

これはこれで便利なのだが、ぼーっとしているときでも常に何かしら考えている状態――いわば雑念があるということでもある。人間の雑念の大半は過去への後悔と将来への不安であるというが、うつ病になりがちな人たちの頭の中では、「あのときああしておけばよかった」というネガティブな考えが、ぐるぐると何度もよみがえってしまっている。

そういう人はあれこれと色々なことに気がつくので、知らないうちに同時にあれもこれもと考え過ぎてしまって、病気とはいわなくても脳が疲れて悲鳴を上げているのかもしれない。

デフォルト・モード・ネットワークは脳の省エネのためにはたらいているとはいえ、脳の全エネルギー消費量の大半を消費している。うつ病の患者では、デフォルト・モード・ネットワークが過剰にはたらいている状態のため、大量にエネルギーを消費してしまう、いわば脳が疲労した状態になっていると考えられている。

どうしたらこれを元に戻せるんだろうか。そもそもどうして脳のはたらきが過剰になってしまうんだろうか。

本章では、5つにわたってその要因を取り上げた。ひとつひとつ見ていこう。

要因その1：脳の疾患

1つ目は、脳血管が詰まったり、脳に腫瘍ができたり、脳が萎縮してしまうなど、脳という臓器の疾患で生じるもので、「身体因性」や「器質性」と呼ばれているものだ。気づかないうちに、脳血管が詰まってしまう脳梗塞や、大事な神経細胞がなんらかの理由でダメージを受けると、その副作用としてメンタルの不調を患うことも多い。また、免疫の過剰反応や甲状腺機能異常など、脳以外の体の影響によって結果的に脳が影響を受けることもある。

脳腫瘍もその原因のひとつだ。たとえば、1966年、温和で誰からも愛されるような性格だったチャールズ・ホイットマンという25歳の男が、ある朝突然、妻と母を殺害した後、大学に立てこもり、無差別に銃を乱射し、警察に射殺されるまでの間、合計45名以上の死傷者を出すという悲惨な事件を引き起こした。ホイットマンは以前から頭痛に悩まされており、自分の体には何か異常があるので、死後解剖してほしいと遺書を残していた。死後、解剖して脳を調べてみると、脳の一部にこぶし大の腫瘍が生じており、恐怖や暴力をつかさどる扁桃体《へんとうたい》を圧迫していたというのだ。

また、2000年には教師をしていたある男が突然、小児性愛や児童虐待の衝動が抑えられなくなり、妻の連れ子である幼い娘への暴力未遂で逮捕された。その脳を調べてみると、こめかみの部分に卵大の腫瘍ができていた。外科手術によって、その腫瘍を取り除くと衝動は消え去り、何事もなかったかのように穏やかに暮らしたという。ところが、また数年後に衝動が起こり、再検査したところ、また同じ部分に腫瘍ができていたというのだ。再度取り除くと、やはり衝動が消えた。

このような犯罪も、決して「気が狂った」わけでも「魔が差した」わけでもなく、れっきとした脳の障害が原因で起こっているのである。それがわかったとして、僕たちは犯人を法で裁くことができるのだろうか。その問題に対する議論はまた別の機会に譲るとして、僕たちが「自分で決めてやっている」と思っていることも、実は脳になんらかの障害が生じているせいかもしれないのだ。

要因その2：遺伝的な問題

2つ目は「遺伝性」といわれているもので、生まれつき持っている性質のことを「内因性」という。脳細胞のはたらき方を決めているのは、神経伝達物質やそれを受け取る受容体や「トランスポーター」と呼ばれるタンパク質だ。

伝達物質は脳細胞の中で合成されるが、その合成に欠かせないのが「酵素」と呼ばれるこれまたタンパク質だ。タンパク質ならプロテインを毎日飲んでささみを食べているから大丈夫と思う人もいるかもしれないけど、口から摂《と》るタンパク質は消化されてアミノ酸に分解されてしまうので、直接脳に届くわけではない。

脳の中でどんなタンパク質をどれくらい作るかを決めているのは遺伝子だ。細胞は、ゲノムの上に書かれた遺伝子というタンパク質の設計図を読み取って、指示されたタンパク質をせっせと作り出す。この遺伝情報が載ったゲノムは、否でも応でも両親から受け継ぐものだ。だとすれば、どんなタンパク質が作られやすいかも一部は遺伝によって決まると考えてよい。脳のはたらきに関係するタンパク質の種類によって性格や気質の一部が決められるとしたら、繊細な気配りができるとか、細かいことに気がつきがちでじっくり考えないと気が済まない、などの気質も親譲りということもあるだろう。

もしそうだとしたら、それは身長や肌の色と同様、メンタルが強い／弱いというのも生まれ持った性質なので、それによって差別を受けたりすることは絶対あってはならないし、それが自分の持って生まれた性質なので、生涯上手《うま》く付き合っていくしかない。

遺伝子が関与していると考えられている例を挙げよう。たとえばこれまで見てきたように体と心の調子を整えるセロトニンという神経修飾物質を細胞内に取り込むタンパク質は「セロトニントランスポーター」と呼ばれている。

実は、このセロトニントランスポーターを作り出す遺伝子の調節部位には2種類のタイプがあることが知られていて、L（long）型の場合は、遺伝子のはたらきが強くなり、多くのセロトニントランスポーターが作られる。一方でS（short）型の場合は少量しか作られない。

研究によれば、どんな人もこの2種類の組み合わせ（L／L、S／L、S／S）のいずれかの型を持っていて、L型を持つとうつになりにくく、S型を持つと不安傾向が強く、よりうつになりやすいと考えられ、多くの研究者に受け入れられてきた。

しかし近年ではさらに研究が進み、この結果が見直され、そう単純な関係ではないかもしれないということが議論されている。そう単純ではないが、無関係ではないということはわかってきているのだが、これについては今後注意して見ていく必要があるだろう。いずれにせよ、このようなタンパク質を作り出す指令が気質の部分に効いてくるという可能性は無視できない。

要因その3：モノアミン仮説

内因性のもう1つの重要なプレイヤーは、神経伝達物質のはたらき方に関するものだ。これは「うつ病のモノアミン仮説」と呼ばれていて、長年支持されてきたが、近年では疑問視する声も多い。しかし完全に間違いでもないと思うので、慎重に紹介しよう。

モノアミンというのは、ノルアドレナリンやセロトニンに代表される神経修飾物質の総称で、この物質が脳内でうまくはたらかないことで脳機能にさまざまな影響が出てくるのではないかと考えられている。第3章で見たように、たしかにこれらの物質は非常に重要な脳と体のはたらきに関与しているので、もしこれが本当に減ってしまうような状態ならばそれは早急に解決しなければならない。逆にいえば、これまでうつという実態のわからない漠然としたものを相手にしてきたけど、言い方は悪いかもしれないけれど、単に化学物質の過不足といった問題であれば、薬を使えば治せるということでもある。

そこで、現在主流になっている抗うつ薬や抗不安薬は、特にセロトニンにターゲットを絞っている。というのも一度脳内で放出されたセロトニンは、分解されたり脳細胞に再び取り込まれたりしてしまう。健常者なら脳内のセロトニンの量を維持できるが、うつ病患者ではセロトニンの生産力が落ちていると考えられているため、放出したセロトニンをできるだけ長く脳内に留めておきたい。セロトニンの取り込みに重要な役割を果たすのがセロトニントランスポーターなのだが、このはたらきをブロックすることでセロトニンの再取り込みを阻害することができる。その薬が「セロトニン選択的再取り込み阻害薬」（SSRI）と呼ばれている薬で、実際に処方されている。

セロトニンが着目されてきた理由としては、うつ病の患者でセロトニンの〝代謝物〟が減少しているということが知られていたり、動物実験レベルでもセロトニン受容体の拮抗《きっこう》薬を投与することによってうつ様行動を作ることができて、セロトニンを増やす薬によって治療の効果があるということが知られてきたことにある。

さらには、セロトニンの前駆体であるトリプトファンを一切含まない食事を与え続けると、治りかけていたうつ病が再発するということも知られているようだ。ただし、かといってトリプトファンを大量に摂取すればうつになりにくいかというとそういうわけでもないのは注意が必要だ。

SSRIの問題点は、3人に1人は薬が効かないタイプの「難治性」と呼ばれる病態が存在することだ。また、興味深いことにSSRIが効いたというタイプでも、効果が現れるまでに2~3週間のタイムラグがあることが知られている。もし脳内のセロトニン量を単に増やすだけでよければ、SSRIを投与してすぐに効果が現れるはずである。さらには、うつが治ったという患者でも結局はセロトニンレベルには変化がなかったともいわれている。

現在の見解では、セロトニン代謝――つまりセロトニンを受け取って正しく情報を送ったり、分解したりするプロセスそのものが重要であるという考え方や、SSRIの投与によって上昇するセロトニン量に、徐々に神経が順応したり、再生していく過程が重要なのではないかと考えられている。

うつ病といっても、その原因やメカニズムはさまざまだ。近年では、モノアミン仮説を見直すべきだと主張する言説も出ている。たしかに一種類の化学物質ですべて説明がつくとは思わないが、中には本当にＳＳＲＩが効くタイプもある。単純に「うつ病」とひと括《くく》りにするのは実態に則していないのかもしれない。したがって将来的には、病態に基づいた細かな分類をするべきなのかもしれない。それは今後の課題だ。

では、薬が効かないタイプのうつに対してはどのような治療法がとられているのだろうか。

ひとつは、電気けいれん療法と呼ばれるもので、全身麻酔をし、筋肉を弛緩《しかん》させた上で、強い電気ショックを与えることで一時的にうつ症状が寛解することが報告されている。また、頭蓋骨の上から微弱な電気や磁気を与える方法も知られており、経頭蓋直流電気刺激法（ｔＤＣＳ）や経頭蓋磁気刺激法（ＴＭＳ）として、臨床応用がなされている。他にも脳の深部に電極を埋め込んで刺激する方法や、耳の裏側や頸部《けいぶ》に存在する迷走神経を電気刺激することでも改善するうつ病もあるといわれている。

これらの方法の難点は、なぜそれが効くのかというメカニズムが完全には理解されていない点にある。今後さらに研究が進めば、より身近に、そして安全にこれらの脳神経刺激法が利用できる未来が来るかもしれない。

要因その4：その他の内因性

さらに最近では、うつ病は特定のウイルスが引き起こすものであるという発見があり注目を集めている。ウイルスといっても、激しい病気を引き起こすものではなく、赤ちゃんの頃に感染してずっと体の中に潜んでいる「共生ウイルス」と呼ばれるものだ。このウイルスが生成するタンパク質を持っているとうつ病になるリスクが約12倍高まるという。

おそらく、水ぼうそうウイルスのように、子どもの頃に感染すると生涯体の中に潜伏し、普段は滅多に悪さをしないが、極度に疲労がたまったりストレスがかかったりすると、免疫力が下がって帯状疱疹《たいじょうほうしん》として現れるのと同様に、このウイルスも疲労やストレスなどによる免疫力低下が引き金となって悪さをすることで脳に何らかの影響を与えた結果、うつを引き起こすとみて間違いないだろう。

また「炎症仮説」というのも主流になりつつある。要するに、胃が荒れている状態である胃潰瘍、肝臓が炎症を起こしている肝炎と同様に、脳が何らかの理由で炎症を起こしている状態が、うつ病として現れてくるのではないかという考え方だ。そこで着目されているのが、脳で炎症状態を察知してはたらくグリア細胞だ。これらの細胞は脳が炎症を起こすと、炎症を鎮めるために重要なはたらきをする。一方で、炎症状態で細胞の大きさや形が見た目にも大きく変化するため、これらの細胞は脳の炎症性の指標としても利用されている。もし、何らかの方法で脳の炎症をうまく和らげることや抑えることができれば、グリア細胞の助けを借りて、うつ状態も自然と治っていくと考えられている。

要因その5：ストレス

最後に、ストレスが原因となって生じるメンタル不調を「心因性」と呼ぶ。このストレスが厄介なのは、人によってストレスの感じ方が違うために正しく定量的に表現できない点にある。「これくらいのストレスを受けると、これくらい体がダメージを負う」というのに個人差があるのだ。

うつやメンタルの問題が「気の持ちよう」と言われてしまうのはこの点が非常に大き

いと思う。自分基準ではその程度はストレスと感じないかも知れないが、他の人には十分な負荷になっている可能性もあるのだ。

ストレスを受けた際の体の反応は「ストレス応答」と呼ばれている。実にさまざまな反応として現れるのはみなさんも実感があるだろう。僕も、投稿した論文がなかなか受理されないストレスで体重が増えたり、顎関節症《がくかんせつしょう》になったり、嚥下障害《えんげしょうがい》になったりと、これまでいろいろな症状を味わってきた。不思議なのが、原因となっているストレスが取り除かれた瞬間にその症状が緩和されてしまうところだ（増えた体重はなかなか減らないが）。

ストレス応答だけで、生理学の教科書を全て網羅できるといっても過言ではない。なぜなら生理学という学問は、全身のストレスに対する応答を知る学問に他ならないからだ。

細胞にしても、臓器にしても、「恒常性」を保つというのが最も重要なミッションだ。恒常性というのは、環境を一定に保つ作用のことを指す。たとえばこれまで見てきた通り、細胞外液のカリウムイオン濃度がちょっと変化したら、瞬時にそれを元に戻そうとする力を生物はもとより持っている。これが、ストレス反応ということだ。

極端なことを言えば、僕たちは生きているだけで常にストレスにさらされている。「ストレス」と聞くと悪いものと思うかもしれない。しかし、目に光が入るとか、なにか匂いを感じるとかも、それによって細胞が活動すると、さまざまな老廃物が生じたり、一時的にイオンバランスが崩れたりする。それに対して元に戻すためにエネルギーを使う。そういう意味では、全ての刺激がストレスになる。

新しい環境に出かけて行って刺激を受けたり、本を読んで喜怒哀楽を感じたり、新しい人に出会ったりすることは本来ストレスだ。これまで安穏と暮らしてきたのに、心が揺さぶられるのは、確かに煩わしいし、ストレスになる。

しかし、適度なストレスは脳にとっても体にとってもよいものだ。もし生まれてから何も刺激がなければ、何も成長しない。

適度なストレスが脳を成長させるのは、「学習」という神経科学のメカニズムで説明できる。たとえば、住み慣れた我が家を出て新しい環境を冒険することはたしかに危険だ。なので、体のアラートシステムが発動して、ノルアドレナリンやドーパミンを放出しはじめる。逃げるか闘うかに備えて、全身を臨戦態勢に整える。脳も活性化して、過去の記憶を総動員して現在の状況に対応しようとするし、現在の状況を学習し、次に似たような状況が来たときに即座に対応できるように記憶する。旅行に行ったときや楽しかったイベントの記憶をいつまでも忘れないのは、そのような体の反応があるためだと考えられる。

ノルアドレナリンが引き起こす作用はシナプスの伝達効率を変化させて、記憶や学習の基盤になっている「シナプス可塑性」と呼ばれる状態を作り出す（64ページ）。したがって、適度なストレスは学習を促進させ、頭をよくしてくれる。

ところが問題は、このストレスが長期間続く場合だ。慢性的な過度なストレスがずっと続く場合には、また別の現象が起こってくる。全身のストレスに対処するために、放出されるのは「コルチゾール」という、別名「ストレスホルモン」とも呼ばれる物質だ。

この物質の本来の役割は、不足するエネルギーを全身に供給するために、肝臓に蓄えられていた「グリコーゲン」から「グルコース」を新生したり、筋肉のタンパク質を分解したり、脂肪を分解したり、過剰になった炎症や免疫反応を抑制するなど、体が壊れてしまわないためのブレーキの役目を果たしていると考えてよいだろう。動物に対してストレスホルモンがはたらけないように操作すると、ちょっとしたストレスでも死んでしまうことから、ストレスを乗り越えるためには必須のはたらきをしているといえる。

しかし、長期間コルチゾールにさらされると、最終的には脳細胞が死滅したり、筋組織が破壊されたり、成長が抑制されたり、免疫機能が低下したり、生殖能力が減衰してしまうことが報告されている。特に、記憶を司る「海馬」という部分の細胞を死滅させてしまうため、記憶障害や認知障害を引き起こすので厄介だ。

このように、おそらくストレスに対して過剰に防衛するようにはたらいてしまった結果、特定のストレスに関連する神経回路が常に活動しているような状態を生み出すのだろうと考えられる。脳が休まらない状態であるということだ。どうしたら、脳を休めることができるのだろうか。その具体的な方法は第7章で触れるつもりだ。

次の章では、心を守る心のはたらきについて見ていこう。

第4章のまとめ

・脳という臓器はさまざまな理由で病気になるが、メンタルの不調も、同様に脳の疾患であると理解するべき
・心が病んでいるとき、脳のアイドリング状態を担う神経回路が過剰になっていて、後悔や不安を過度に反芻《はんすう》している状態になっている
・脳の活動が過剰になる要因は、脳の疾患などによる「器質性」、遺伝的な問題やモノアミンの異常、ウイルスや炎症などによる「内因性」、ストレスによる「心因性」に分けられる
・いずれも気合で乗り越えられるようなものではなく、そのメカニズムを正しく理解することが必要
・体はさまざまなストレスへと対処するために脳や体を柔軟に変化させる力を持っている
・しかし長期間、過剰なストレスにさらされると、実際に細胞が死滅したり体の機能が低下したりする

第5章　心を守る心のはたらき

体は自力で病気から治る力を持っている。「免疫」と呼ばれるしくみは、外敵から体を守り、侵入してきた異物と戦って、多くの場合、最後には勝つ。その過程で熱が出たり、戦い終わった免疫細胞たちの死骸が鼻水となって体の外に出ていったりする。お医者さんや薬はあくまでみんなの自然治癒力を助けているに過ぎない。

心も同様に、脳にも脳内環境を一定に保ち、脳細胞が正常にはたらけるようにするしくみがあるのは第4章で見てきた通りだ。

でも不思議なのは、どうして人によってストレスに強い人もいれば弱い人もいるんだろうか。嫌なことがあっても、おいしいものを食べてひと晩寝ればきれいさっぱり忘れてしまう人もいれば、いつまで経ってもウジウジと気になってしまう人もいる。

この章では、心を守るための脳のはたらきと、ハッピーを生み出す脳のしくみについて見ていこう。ただし、それが行き過ぎてしまうのも玉に瑕《きず》なのだが。

喜怒哀楽ってなに?

感情は、人間らしさの特徴のひとつだ。複雑な感情があるからこそ動物とは一線を画しているともいえる。逆に人間らしい感情を持たない人は、「この人でなし」と心無いことを言われたりする。

では、そもそも感情って何のためにあるのだろうか。感情なんてものがあるから悲しい目にも辛い目にも遭う。もしこの世に感情なんてものが存在せず、僕らの人生がただエサを求め、子孫を残していくだけだったら悲しい思いをしなくていいのに。大昔の映画に「私は貝になりたい」という有名なセリフがあったが、まさにその通り。

ただ、たしかに豊かな感情は人間だけが持つ特徴であるが、感情の原型である「情動」という脳のしくみなら昆虫ですら持っているといわれている。それは神経伝達物質が生み出す、純粋に化学的な過程に過ぎない。昆虫やペットの犬が人間と同様に心を痛めたり、歓喜したりしているのかはわからないし、わかりようがない。そもそも、みなさんが僕と同じような感情を持っているかどうかも、言葉で伝え合うことこそできても、フェアに表現する方法を人類は持っていない。

「うちのペットには感情はあるよ」という人もいるかも知れない。しかし脳には他者にも自分と同じような心があるのではないかと考えてしまう妙な癖があって、そのためにペットや他者に心を感じているだけなのかも知れない。これについては第6章で詳しく見ていく。

感情とは情動の解釈である

情動とは、快・不快、嫌悪、忌避のような、原始的で生命を維持するために必要な「化学反応」の結果生じるものである。

有名なのが「闘争・逃走反応」というもので、たとえばネコがリラックスしている状態から不用意に近づいてきて尻尾を踏みつけてしまった僕に一転して敵意を剥《む》き出《だ》しにするような状況を想像してみよう。このとき、ネコも僕も、闘うか逃げるかをすぐに選択できるように体のモードチェンジの指令を全身に送らなければならない。このとき活躍するのがノルアドレナリンやアドレナリンといった物質で、交感神経を活性化して、全身を駆け巡り、筋肉を硬直させ、瞳孔を開き、毛を逆立てて、心拍を増大させる。胃に残った朝ごはんの消化はいったんストップだ。情動のおかげで、全身を忌避モードに統一することができる。

このとき、人間なら結果として「恐怖」や「緊張」「後悔」、あるいは「怒り」「闘争心」「敵対心」などさまざまな感情が渦巻くことになる。これをひと言で言うと「ヤバい」となる。

しかしあくまでこれらの心のはたらきはオマケのようなもので、上で述べたような体のモードチェンジが主たる目的だ。第4章で述べたようにこのようなストレスは脳を活性化させ、過去の記憶を総動員して現状を乗り越える方法を模索したり、このような恐怖の記憶をしっかり学習し脳にたたき込んでおくように神経回路を書き換えたりする。

感情と情動の違いにはさまざまな議論があるが、僕がいちばん納得している説明は、「感情とは、情動を大脳皮質で言語化して解釈したものにすぎない」というものだ。この説に従えば、言語を持たない動物や赤ちゃんには感情は存在しないということになる。大人でも、大脳皮質にのぼらない、言語化されない情報がたくさんある。うまく言葉にできない「勘」とか「生理的に無理」というのは、言語化されなかった情動なのかも知れない。

感情は英語だとemotionで、日本の若者の間ではいつからか「エモい」とか言われるようになった。他方、情動もemotionという。しかし、感情と情動は区別しなければならない。動物にもある情動の方が本来は、emotionであって（affectsと呼ぶこともあるそうだ）、僕たちが思う喜怒哀楽の感情の方は、feelingに該当するようだ。だから本来「エモい」はどちらかというとfeelingの方を指すと思うのだけど、美しい情景などを見て鳥肌が立つなどの身体的変化を指しているのなら、この場合「エモい」は正しい使い方になるのだろうか。

脱線ついでに。さらに興味深いのは、発達心理学の記述によれば生まれたての赤ちゃんには、快・不快、嫌悪、忌避のような原始的な情動しか芽生えておらず、発達とともに複雑な感情を学習していく。たとえば「快は好き、不快は嫌い」というように発展し、やがて大人になると単純な好き／嫌いのみならず「愛」や「嫉妬」のような抽象的な感情を解釈できるようになるという。

これを読んだ高校生の頃、生物学者であり哲学者でもあるエルンスト・ヘッケルの唱えた「個体発生は系統発生を繰り返す」という説（反復説）に影響されて、湧き出る感情も快・不快より分化して、系統発生を繰り返しながら発展するのではないか——という仮説を立てていたことがある。

つまり、嫉妬のような複雑な感情も、もとを正せば赤ちゃんの頃から抱いていた不快感に端を発するわけで、頭の中で一瞬にして赤ちゃんから大人への成長過程を経て発展するというものだ。これはあくまでひとつのたとえ話のようなもので、本当にそうだという根拠もないものだけど、実際僕らの複雑な感情も、もとを正せば、快・不快、嫌悪、忌避などから派生してきて、それを今自分が置かれている状況や自分がそういう感情を得るに至ったストーリーや過去のできごとに関する記憶に照らし言語化して解釈しているに過ぎないと思えば、当たらずも遠からずということかも知れない。

悲しいから泣く？　泣くから悲しい？

だいぶ脱線したが、話を元に戻そう。

昔からの論争に、「情動が身体反応を引き起こすのか、身体反応が情動を引き起こすのか」というものがある。たとえば、先述の「ネコとの遭遇」の例を説明する際に、あえて身体反応が情動を引き起こすという立場で説明したけど、そうではなく、まず先に「ヤバい」って思い、それから冷や汗をかいたという解釈もできる。

この論争はそれぞれ「中枢起源説」（キャノン＝バード説）と「末梢《まっしょう》起源説」（ジェームズ＝ランゲ説）として知られており、実はいまだに決着がついていない。これは、「悲しいから泣くのか、泣くから悲しいのか」という身近な例を挙げて説明されることが多い。たとえば同じ「泣く」という現象でも、嬉《うれ》し泣きもあれば悲しい涙もある。中枢起源説を正しいとすると、嬉しいときに笑うだけではなく、怒ったり悲しいときにも共通して「鳥肌が立つ」「泣く」といった体の反応が見られることがあるのはどうしてなのかうまく説明できない。逆に、末梢起源説が正しいとすれば、同じ泣くという体の反応が「嬉しい」や「悲しい」といった相反する感情を引き起こすのは説明が難しい。これをどう考えれば良いだろうか。

「吊《つ》り橋効果」として知られている有名な実験がある。今にも落ちそうな危険な吊り橋を渡り切った先に恋愛対象になる性別の人がいると、どういうわけかその人のことを好きになってしまうのだ。これは「怖いからドキドキしている」という体の状態を、「その人のことが好きだからドキドキしているのだ」と勘違いしてしまうために生じる現象だ。つまり「同じドキドキしている」という体の状態でも、それをどう解釈するかで結果として湧き起こる感情は変わることがあるということだ。

ちなみに、人間は何かにつけて原因をはっきりさせないと気が済まないという変わった癖を持っていて、これを「原因帰属バイアス」といったりもする。このような認知の歪《ゆが》みが、本書で問題視している「気の持ちよう」でなんでもかんでも片づけてしまうことの原因になっているのだろう（これすらも原因帰属バイアスだろうか?）。これについては、第6章で詳しく取り上げることにしよう。

ハッピーを生み出す脳のしくみ

さらに不可思議なのは、快・不快、嫌悪、忌避という原始的な情動が、生存に必須だということだ。たしかに不快、嫌悪、忌避が命を守るのに重要だというのは直観的に理解できるが、快というポジティブな情動は一体どんな必要があるのだろうか。

ラットの「内側前脳束」という神経が束になっている部分に電極を埋め込んで、レバーを押すと電流が流れて神経を刺激することができるという装置にラットを入れると、そのラットはものすごい勢いでレバーを押し続けるそうだ。エサを置こうが、異性のラットをケージに入れようが目もくれず押し続けて、最終的には餓死して死んでしまうといわれている。

この内側前脳束という部分は、腹側被蓋野から側坐核《そくざかく》を結ぶ主にドーパミンを放出する神経線維の束なので、ここを電気刺激すると大量のドーパミンが放出される。この実験がきっかけとなってドーパミンは「快楽ホルモン」と呼ばれることもあるが、これは少し誤解があるようだ。ドーパミンは単なる快楽物質ではなく、その本質は、高揚感と更なる報酬の期待をもたらすものだ。このような脳のしくみは「報酬系」と呼ばれている。

ドーパミンが正常な運動機能にも重要なはたらきをしていることは、第3章で触れた通りだが、ここでは報酬系のはたらきを担うドーパミンの作用に焦点を絞って紹介する。

報酬への期待とモチベーション

報酬というのは、平たく言うと「ご褒美」のことだ。ご褒美が欲しい、もっと欲しいと期待しているとドーパミンの放出が高まる。つまり、僕たちは常に報酬を予測して、どうすればもっとご褒美をもらえるだろうと計算しながら生きている。旅行の計画を立てている時がいちばんワクワクするのも、恋愛が楽しいのも、その後に訪れる夢のような時間に胸が膨らんでいる状態といえるだろう。どちらもドーパミンの作用だ。

最もドーパミンが高まる状態は、いい意味で意外性が大きいとき、つまり予測を上回るご褒美がやってきたときだ。したがって、脳は報酬を予測し、実際得られる報酬が大きくなるように行動を決定しているといえる。それが僕たちの絶対の行動原理なのだ。人間に限らず、ネコも昆虫も、下手すると人工知能だってすべてこの原理で動いている。これを「強化学習」という。このしくみが、やる気やモチベーションにつながる。「もっとがんばろう」という気持ちになる。

動物にとって新しい環境を探索することは危険も伴う、チャレンジングで成功確率の低いことだが、挑戦した結果、期待以上のおいしいエサをたくさん得たり、魅力的な異性に出会ったりすることが期待以上の報酬になる。それを期待するだけで高揚感が得られる。こうして、探索し尽くしてこれ以上の報酬が期待できない場合に、リスクを冒して新しい環境に出ていく「向上心」が生存に有利に働いたのだろう。僕たちはその子孫なので、冒険することが大好きで、土地を隅々まで探検し、海を制覇し、今度は宇宙に飛び出そうとしている。

このようにドーパミンの作用の本質は、未来志向であり、現実から乖離《かいり》して空想を繰り広げたり、胸をときめかせたりすることにある。おそらく人間は、この作用が他の動物よりも強化されていて、ひいては長期的な計画を立てたり、自分自身の想像の世界を文学やアートや音楽として表現したりすることができるようになったのだと考えられる。人間らしさの源になっているともいえる。

やり過ぎた報酬系の末路

ドーパミンの作用は無限大のようだけど、脳の中にはちゃんとブレーキのはたらきを担う領域もあって、自分で自分を律することができる。これがいわゆる「理性」というものので、これもまた人間らしさの特徴のひとつかもしれない。側坐核を出たドーパミン神経は、大脳皮質の前頭前野まで到達する。前頭前野から側坐核に戻る神経回路も知られていて、この「理性の回路」がおそらく行き過ぎたドーパミンのはたらきを抑制するしくみだと考えられている。

何か嬉しいことがあったときに「やったぁ！」と大声で叫びたい衝動に駆られるけど、今ここは電車の中で他人に迷惑だからやめておこう、と判断できるのが前頭前野が発達した大人の振る舞いだ。ところが、子どもや老人はこの理性の回路が未発達または衰えてくるために、衝動的な振る舞いをしてしまう。10代の若者では、報酬系が既に発達しているにもかかわらず、前頭前野が未発達なため、危険で衝動的な行動を取りがちだ。ソーシャルゲームに課金してしまったり、危険ドラッグに手を出したり、お金欲しさに不特定の異性と交際してしまうことなどにつながる。

麻薬の一種であるコカインやアンフェタミン類（覚醒剤やＭＤＭＡ）などは、ドーパミンやノルアドレナリン、場合によってはセロトニンの放出量を強める薬で、非常に高揚感もあってハイな状態になってしまい、強い依存症を生む。神経回路はこのような多量のドーパミンに対応するために、ゆっくり書き変わって適応していくので、より多くのドーパミンを得られないと、これまでと同様の高揚感を得られなくなるためにどんどんとエスカレートしていく。それと同時に、元来持っているドーパミンの放出量が変化してしまうので、突然薬をやめてしまうと大量のドーパミンに適応していた神経回路が過剰反応を引き起こしたり、不調をきたしたりするため、身体や精神に強い不快感が生じることになる。たとえば虫が身体中を這《は》いずり回っているという幻覚や、悪口を言われているような幻聴が聞こえたりするといい、それは地獄の苦しみなのだそうだ。これが「離脱症状」や「禁断症状」と呼ばれている状態だ。

一度始めたら死ぬまでやめられない、まるでレバーを押し続けるラットのようではないか。

統合失調症との関係

「統合失調症」と呼ばれる精神疾患は、以前は「精神分裂病」とも呼ばれていたように、脳のさまざまなはたらきをまとめるのが難しくなる病気だ。思春期頃に発症し、生涯続くが、そのメカニズムはまだ完全には理解されていない。

「陽性症状」と「陰性症状」、「認知機能障害」などの症状が知られている。陽性症状は、たとえば常に誰かに監視されている気がするという妄想や悪口を言われているという幻聴、思考が盗聴されているなどとする現実離れした空想が表れる。陰性症状では、意欲の低下や感覚表現の低下などが特徴となる。

陽性症状に見られる幻覚や妄想という症状が覚醒剤の末期乱用者とよく似ていることから、ドーパミンが重要な役割を果たしているのではないかと考えられてきた。つまり何らかの理由で、ドーパミンのはたらきが強くなってしまうために、現実感からの解離（感覚をまとめる能力が一時的に失われた状態）が生じてしまうという考え方だ。

事実、ドーパミンの受け取りをブロックする薬で統合失調症の陽性症状を抑えることができたと報告されている。ところが、陰性症状には効果がないため、この薬は現在では使われていない。一方で現在、統合失調症に効果があるとされている「クロザピン」という薬は、詳細なメカニズムはわかっていないが、ドーパミンとセロトニンの相互作用に効いていると考えられている。統合失調症は必ずしもドーパミンだけの異常ではないということだ。

依存症と行動嗜癖

ここまでの話をまとめると、報酬系が強く活性化するのは、自分でも期待していなかったようなより大きな報酬を得たときで、その成功確率が低ければ低いほどより高まるという性質を持っている。

この性質を見事に利用しているのが、ギャンブルだ。ギャンブルは大抵は負けるようにできていて、負けたらもうやめようとなるのが普通なのだが、一度でも大当たりを引いてしまうと、もう一回あの感動を味わいたい、次はもっとすごい当たりが引けそう、ちょっとぐらいの負けならすぐに取り戻せる……などと考えてどんどんと深みにハマっていく。

ここでもドーパミンが強く作用しており、さらにギャンブル依存症の患者では、衝動にブレーキをかけるはずの前頭前野のはたらきが弱まっていることも示されている。もともと前頭前野のはたらきが弱いからギャンブル依存症になってしまうのか、度重なるギャンブルで麻痺《まひ》してしまって前頭前野のはたらきが弱まるのかは、完全には明らかになっていないが、理性のたがが外れてしまうようだ。

まぐれ当たりを期待して、苦労せずにより大きな報酬を得たいとか、人よりも幸せになりたいと思う心のはたらきは「射幸心」と呼ばれている。この手のギャンブルは、誰もが持つこの射幸心を逆手にとっていて、「射幸心を煽《あお》る」と言われ批判を受けている。

僕たちがハマるのは、何もギャンブルだけじゃない。依存症という言葉は定義が難しい。専門的には薬物やアルコール、ニコチンなど具体的なものに対する身体的な変化を「依存」（「いぞん」ではなく「いそん」）ということが多い。一方、先に見たギャンブルや買い物、ゲームなど、一定の行動をせずにはいられない状態のことは「行動嗜癖《こうどうしへき》」と呼んで区別している。

依存といっても、おそらく純粋にアルコールやニコチンに対する肉体的な依存もあるとは思うが、多くの人は、タバコを吸うという行為や、生活習慣、あるいはそこでの楽しかった思い出（エピソード記憶）などが相まって行動嗜癖になっている可能性も高いので、そう問題は簡単じゃない。

これらの依存症に対する治療法は、まず認知の歪みをなくす「認知行動療法」が功を奏しているようだ。これについては、第7章で詳しく紹介する。

承認欲求の落とし穴

さらに、最近厄介だと思うのは、ソーシャルゲームの「ガチャ」だ。これは、ゲームを進める上で有利になるアイテムやキャラクターをランダムで入手できるというシステムだが、もちろん確率が振ってあって、レアなアイテムなどは何万回に1回とか、ものすごい低い確率になっている。だからこそ、これを当てたときには相当な報酬となる。

ここまでは通常のギャンブルと変わらないのだが、この手のゲームにハマってしまう人に共通して見られる性質が2つある。1つ目は、そういうアイテムや演出を全て集めたい、全て見たいと思ってしまうコレクターとしての性質だ。もう1つは、レアなアイテムを手に入れたことを他の人に自慢して、褒めてもらいたい、注目を集めたいと思ってしまう性質だ。

最近のゲームは、射幸心プラスこれらの性質をうまく煽っているので課金して満足するまでそれを繰り返してしまう。それが自分で汗水垂らして働いたお給料ならまだしも、親のクレジットカードを勝手に利用して破産させてしまったというニュースもある。このゲームがターゲットにしているのが、まだ前頭前野の機能が未発達な10代であるというのも問題だ。友達との関係性も相まって、自分ではやめられないのだ。

自分を認めてほしい、人に褒められたいという気持ちは「承認欲求」という。これがまた、近所のいつもの友達内ならば面倒は起きないのだが、問題はこれらが、ツイッターやインスタグラム等のソーシャルネットワークサービス（ＳＮＳ）とひもづいていて、世界中から賞賛が得られてしまう点だ。「バズる」という状態になって、何万人から「いいね」をもらうこと自体が報酬になる。

人に認められたい、褒めてほしいという欲求自体が悪いと言いたいわけではない。これ自体は、心を守る心のはたらきとして重要なものに違いない。自分が、他人に影響を及ぼしているという実感は豊かな人生を送るうえで非常に重要だ。これについても第7章で紹介しよう。

社会との関わりと自己実現

1950～60年代に活躍したアメリカの心理学者、アブラハム・マズローが提唱した、人間の「欲求段階」理論をご存知だろうか。人間にはさまざまな欲求があるが、それがピラミッドのように高次になればなるほど、より人間らしいもので、よりよい自分、よりよい生き方の実現につながるというものだ。

ここでいう「低次元の欲求」は、いわゆる三大欲求（食欲・性欲・睡眠欲）で、さらに安心・安全の欲求がある。これは人間も動物も変わらない。しかし、人間にはさらに承認欲求があり、その上には社会とつながっていたいという人間ならではの欲求があるという説だ。これはたとえば、会社を定年退職した社長が、悠々自適に引退生活を送っていたらどうにも物足りなくて、やはり社会とのつながりが欲しくなって、コンビニでアルバイトをするという逸話によく表れている。そして、最終的にもっとも人が満たしたい欲求こそが自己実現の欲求だといわれている。

最近ではジョークで、「人間欲求6段階説」っていわれていて、三大欲求よりも先に、

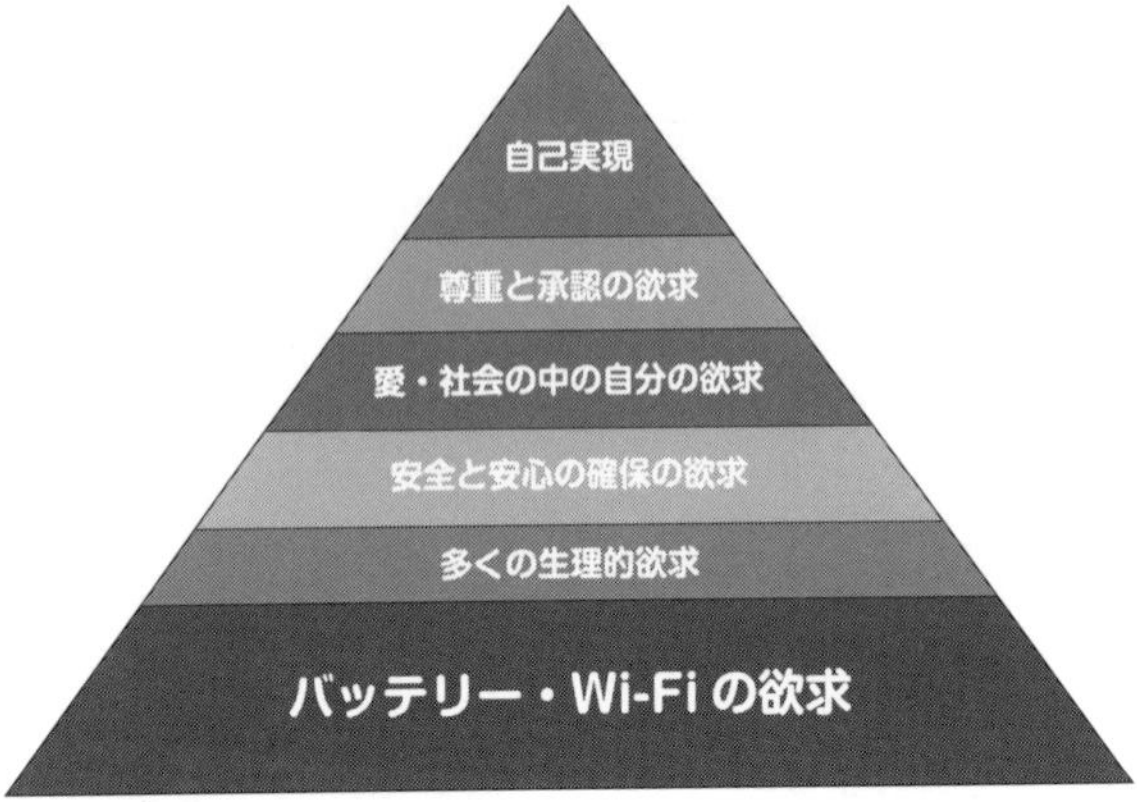
自己実現
尊重と承認の欲求
愛・社会の中の自分の欲求
安全と安心の確保の欲求
多くの生理的欲求
バッテリー・Wi-Fi の欲求

図 5-1　欲求６（？）段階説

バッテリーとWi-Fiの欲求を満たしたいのだそうだ。これはなんとなくわかる。もちろん冗談だけど。

ともあれ、人に認められたいという気持ちはすごく人間らしい感情だ。最近では「自己肯定感」という言葉もよく聞くが、これを高めなきゃいけないというある種、強迫観念みたいになっている節がある。本来、自己肯定感は高めるものでも低めるものでもなくて、「今ここにいるあるがままの自分を受け入れる」という心のはたらきのはずだ。それが少し歪められている気がしている。これに関しても第7章で取り上げることにしよう。

心が壊れないための防衛システム

ここまで、快の情動、ポジティブな情動がどうして必要なのかという疑問から、ドーパミンのはたらきについて見てきた。少し怖い面も強調してきたけど、基本的には、ポジティブな情動があるからこそ、モチベーションを維持して、やる気を出して、自分の期待を裏切るようなもっと良い結果を得ようという原動力になっているということがわかったと思う。

とはいえ、そうやって常に向上していければ良いけれど、いつも順調とは限らないものだ。SNSなどを見ているとキラキラした人たちが毎日のように成功体験を報告してくるけれど、自分はなんかパッとしないし、失敗続きで悶々《もんもん》としている。そういうときは、そういう人たちを見ているとなんか疲れちゃうよね。

期待したほどうまくいかなかったときや、失敗したときに、もちろんがっかりするんだけど、それをまともに受け止めていたら心が壊れてしまう。そんなときのために人間の心のはたらきの中には、心が壊れないようにするための自動システムも備わっている。

このような「心の防衛システム」のことを専門用語では、防衛（適応）機制という。

たとえば、何か嫌なことがあったときに無視したり、正反対の行動で打ち消したり（反動形成）、逃げたり（逃避）、その記憶を思い出さないように抑圧したり（抑圧）、自分とは切り離したり（隔離）、なんなら幼児返りしてしまう（退行）ということがある。失敗したときに、もっともらしい言い訳（合理化）をしたり、難しいことを言って誤魔化したりする（知性化）こともそうだ。さらに、憎らしい人が現れたときに、自分の気持ちを認めない（否認）とか、あえて優位に立とうとしたりする（優越感）こともある。逆に、好きな人に自分の気持ちを移したり（転移）、自分と同一視したりする（同一視）こともある。

なんだかネガティブなことばかりだが、いいこともある。たとえば、好きな人に振られてしまった人が勉強に打ち込む（昇華）とか、コンプレックスを持っている人が別の分野で頑張ってコンプレックスを和らげる（補償）などもそうだ。ちなみにこれらの神経科学的なメカニズムはまだよくわかっていないものが多いので、あくまでそういうものがあると仮定するといろいろとうまく説明できるモデルとして捉えてほしい。

自分のことを理解する上で、自分の心にはどういう防衛システムがはたらいていて、この

心の防衛システム	
抑圧	嫌なことを思い出さないように無視すること
昇華	本能や攻撃をよりよい欲求に置き換えること
投影	自分の気持ちを相手に映すこと
打消し	正反対の行動などで打ち消そうとすること
知性化	知的思考で感情の不快感をコントロールすること
補償	コンプレックスを感じていること以外で優位に立ち、劣等感をやわらげようとうすること
隔離	トラウマ記憶を切り離すこと
逃避	強烈な不安から逃げ出そうとすること
合理化	もっともらしい理屈をつけて言い訳すること
退行	幼児返りをして年相応の責任を免れること
否認	強い憎悪などの気持ちを認めないこと
置き換え	ネガティブな気持ちを別のことに置き換えること
反動形成	本当の気持ちとは正反対の行動をとること

表 5-1　自分を守る心のしくみ

行動をとったのだろうかと観察してみると、自分を客観的に見られて面白い。誰かに意地悪されたとしても、これは、もしかしたら別のことの穴埋めとしてこの行動をとっているんじゃないかなどと冷静に見られたら、相手のことをよりよく理解できるし、それが心を守ることになると思うのでオススメだ。

僕が研究を頑張っているのは、どうしてだろう。ひょっとしたら「昇華」や「補償」なのかもしれない。自分では、単に好奇心の赴くままにやっているけど、研究を頑張ることで、自分の中に秘めている衝動を社会の役に立てたいだとか、頑張る自分を認めてほしいという願望があるのかもしれないと自己分析してみた。みなさんはどうして頑張っているんだろう。

挫けない心のメカニズムを解明したい

さて、ここまで心理学や精神分析学のような話が続いたが、これらの現象をしっかり脳のはたらきとして理解したいと僕は考えている。中でも今いちばん知りたいと思っているのは、挫《くじ》けない心のはたらき、または、一度挫けたとしてもまた戻ってくる心のはたらきだ。

僕自身はどちらかといえば、嫌なことがあってもおいしいものを食べて一晩寝れば気分さっぱり忘れてしまうタイプの人間だけど、人によってはずっとウジウジと考えてしまうという気持ちもわかるし、時と場合によってはそういうこともある。これまで数えきれないほど失敗をしてきているし、もう立ち直れないと絶望したこともある。それでも完全に折れずに、その度に立ち上がってこられたのはどうしてだろうと自分でも不思議に思う。

このような心のはたらきは、「レジリエンス」と呼ばれている。これは元々、バネとか金属が折れ曲がった状態から元に戻る力のことを指している。最近では、心理学やビジネス用語として使われていて、「挫折しても元に戻る」とか、「ストレス耐性」という意味で使われていることもある。

あるいは、これまで述べたように、ギャンブルなどの依存症や行動嗜癖になってしまっても、いずれは元に戻る力を脳は持っているはず。その脳のメカニズムをなんらかの方法で支援する手法を考えているところだ。そしてその鍵を握るのは、アストロサイトという脳細胞だと考えて研究を進めている。ぜひ今後の研究の発展に注目してほしい。

第5章のまとめ

・生物が共通に持っている原始的な反応を「情動」と呼ぶ。「感情」は情動を言語化して解釈したもので、人間らしい心のはたらきを指す

・悲しいから泣くのか、泣くから悲しいのかはいまだに議論が続いているが、体に起

きた反応の納得の行く原因を見つけたり、解釈したりするのは脳のしわざ
・ポジティブな情動を生み出す脳のしくみは「報酬系」という。「ドーパミン」が重要なはたらきをしており、モチベーションに深く関わっている
・予測した報酬を上回る報酬を得たい気持ちは生存に有利にはたらいたが、これが行き過ぎると「ギャンブル依存症」や「行動嗜癖」になってしまう
・「人から認められたい」「社会とつながりたい」「自分を実現したい」というのは人間らしい欲求だが、それが叶《かな》わなかった場合に心を守る心のはたらきも備わっている

第6章　「気の持ちよう」と考えてしまうワケ

心を生み出す脳のはたらきについては少しずつ理解してもらえただろうか。

この章では、どうしてそれでもなお、心がフワッとした実体のないものと考えられ、「気合」や「甘え」で片付けられてしまうのかについて見ていこう。実は、それすらも脳のはたらきのせいなのだ。脳が持っている妙なクセをご紹介しよう。

自分を傷つけられるのは自分だけ

これまで見てきた通り、僕たちが憂うつになったりハッピーになったりするのも、脳内ではたらく化学物質ひとつのサジ加減ということが大体わかってもらえたんじゃないかと思う。

何かが起こったときに、それをどう捉えるかで、不幸だと思うか幸せだと思うか、それは結局自分次第ということになる。何かを見た、誰かに何かを言われたとしても、見えたものは単に光だし、声は空気の振動にすぎない。脳に届いた信号をどう解釈するかは、自分の脳がどんなフィルターを持っているかということにかかってくる。

せっかく誰かに褒《ほ》められても、素直に嬉《うれ》しいと思えるときもあれば、「それって嫌味ですか」とひねくれたことを言いたくなるときもある。言った本人に悪意があろうがなかろうが、それを聞いて解釈しているのは自分だ。僕は常々「自分を傷つけられるのは自分だけ」——自分を傷つけているのは他ならぬ自分自身なんだと思うようにしている。

さらにいえば、もしストレスが長期間かかっているせいで、意識する／しないとは無関係に、脳の神経回路自体の構造が変化したり、神経伝達物質による信号が正しく伝達できなくなったりしているとしたら、それはもはや気合でどうにかなる問題ではない。本来の自分がどんなだったかはもはやわからない。脳は状況に応じて時々刻々と変化していくものだからだ。だとすれば、今現在何をストレスと感じるか、それを決めている脳のフィルターは今どんな感じかを日々把握しておく必要がある。

第4章でも述べたように、ストレスに対する感受性は人それぞれに違う。それは、人それぞれに持っている脳のフィルターが異なるからだ。脳は省エネが第一原理という話もしたと思うけど、入ってくる情報をいちいち精査はしないで、自動的にえり分けて、そのほとんどは意識にのぼることなく処理されている。

この全自動仕分け機能が厄介で、これが正しくはたらいていればいいのだが、なんらかの理由で歪《ゆが》んでしまっていると、その解釈まで歪んで、本来ストレスに感じなくていいものまでストレスに感じてしまうのだ。

本章では、そんな脳のフィルターの性質、思考のクセ、認知の歪みと呼ばれるものにはどんなものがあるかを見ていこう。

偏《かたよ》った思考、歪んだ認知

吊り橋効果の説明をした際、「原因帰属バイアス」という言葉が出てきた。これは、何か説明のつかないエラーや失敗が起きたときに、状況や運や相手のせいにしてしまう考え方のことだ。友人が遅刻してきた際に、「あいつは時間にルーズだからな」と理由をつけたりすることもあるだろう。ひょっとしたら「あいつはひとりっ子でB型だからな」などと過度に一般化してしまうこともあるかもしれない。これが、偏った思考、歪んだ認知、すなわち「認知バイアス」と呼ばれているものの一例だ。

さらに例を挙げていこう。「私はダメな人間だから」と「白黒思考」（白と黒のどちらかしか選択肢のない極端な考え方）に囚《とら》われたり、自分で「レッテル貼り」（一方的にその人物の人格や能力などの格づけをすること）をしてしまったりすることもあるだろう。「自分はどうせみんなに嫌われている」というような考え方も「過度の一般化」に該当する。

嫌なことが1つあると、それだけに注意が向いてしまって、「今日は1つもいいことがなかったな」と思うクセは、「ネガティブフィルター」と呼ばれているし、自分の失敗が全てを台無しにしてしまったなどと「拡大解釈」してしまうクセもある。

きっと失敗するんじゃないかと先読みしたり、あの人は自分とは話したくないんじゃないだろうかと勝手な「読心術」を試みたり、みんなが自分を嫌っているという「飛躍した考え」を持ってしまったり、しまいには、最悪のことが起きたらどうしようと常に「破局思考」を抱えている。

これは疲れる。そんなことをぐるぐると考えていたら、たしかに脳は常に疲労困憊《ひろうこんぱい》状態になってしまうだろう。この認知の歪みをどうしたら改善できるかについては第7章で紹介するので、ぜひ実践してみてほしい。

ここで挙げたのはほんの一例だが、誰もが持ちうる一般的な認知バイアスでもある。僕だってこういう考えに囚われていて、日々苦しんでいる。自分自身の認知バイアスとの戦いの毎日だ。

それにしてもこのような認知バイアスは、まるで自分を傷つけるために用意されたかのように、鋭く尖《とが》って僕らの心に突き刺さってくる。ひょっとしたら相手は自分が思っているほど、自分のことばかり考えているわけではないし、ちょっとした自意識過剰ぎみなのかもしれない。でも、すこしばかり過剰に恐れておいた方が何かあった際に傷つかなくて済む、という予防線も必要だ。

そもそもどうしてこんなことが起こるのかと考えてみれば、「相手も自分と同じような心を持って考えているだろう」という、共感能力ゆえの推論をしているからに違いない。相手の立場に立って考えられるというのは、それはそれで高度な認知機能のひとつなのだ。それを次に見ていこう。

あらゆるものに心を感じるバイアス

第5章の冒頭で見たように、相手にも自分と同じ感情がある、あるいは相手は自分とは違うことを感じているだろうと考えることができるのも、僕たちの脳のはたらきによるものだ。これは、1978年に霊長類研究者のデイヴィッド・プレマックとガイ・ウッドルフによって「心の理論」と名付けられた。

課題の与え方によって諸説あるが、3～4歳の子どもはこれが理解できず、4～5歳くらいになるとようやく理解できるようになるという。これを示したのは「アンとサリーの実験」だ。

子どもたちに、アンとサリーのふたりの女の子が出てくる紙芝居を見せる。サリーはビー玉を持っていてそれを自分のバッグの中にしまい込み部屋を出ていく。アンはサリーのバッグの中からビー玉を取り出して、それを自分の箱の中に隠してしまう。サリーが帰ってきて、ビー玉で遊びたいと思ったとき、サリーはどこを最初に探しますか、と紙芝居を見ていた子どもたちに尋ねるというものだ。

みなさんなら、サリーはアンがビー玉を隠したことを知らないので、まず自分のバッグの中を探すと答えるだろう。ところが、幼児は「自分が見ていたもの」しか理解できないので、サリーも当然アンが隠したことを知っていて、箱を探すだろうと思ってしまうというのだ。最近では、バッグと箱のほかにもうひとつ別の容《い》れ物を加えた3択問題にするともう少し難易度が上がるという説もあるが、いずれにせよ個人差はあるにしても6歳くらいまでは相手の気持ちになって考えるということができない。ひょっとしたら大人になってもできない人もいるのかもしれないが。たとえば自閉症スペクトラム症候群の患者ではこれが理解できないという報告もある。

　人間以外の動物がこの心の理論を理解できるかどうかについては賛否両論ある。これを真に公平に検証するのは難しい。なぜなら僕たちは、他者ならなんでも心を持っていると考えてしまう妙な癖があるからだ。

　通常は、相手には相手なりの心があるんだということを自然と学んでいくわけだが、この生まれ持った性質のおかげで、自分以外のものには全て自分と同じような心のはたらきがあると考えてしまう。たとえば、ペットがヘマをやらかして「申し訳なさそうにしている」とか、赤ちゃんがこちらの方をみて「優しく微笑んでくれた」ような気分になることはあるが、それはおそらく勘違いなのだ。

もっとわかりやすい例を挙げると、僕たちは相互作用するものならなんでも人格を感じずにはいられない。テレビで『ピタゴラスイッチ』を見ていたら、2つのビー玉が少しの時間差で落ちてくる大きなビー玉と並走し、ついには先にゴールに着くという単純な仕掛けなのだが、番組ではそれを「悪者から逃げるふたりの勇敢な兄弟」として紹介していた。たしかにそう言われるとそういうふうに見えてきて、その途端に物語が広がって、どうして逃げる羽目になったのだろうとか、逃げ終わった後は幸せに暮らしたんだろうかとか余計なことを考えてしまう。

なんなら、コンピュータスクリーン上で相互作用する2つの光の点にすら意思やストーリーを感じずにはいられない。これは、もはや病的だ（でもきわめて正常な脳のはたらきだ）。

さらにいえば、対象はものでなくてもいい。たとえば、進化論でよくある誤りは、「キリンは高いところに生えている葉っぱを食べるために、「意志を持って」首を伸ばす方向に進化した」というものだ。これも僕たちは、「進化」という概念に対してあたかも一方向的な意志を感じてしまっている。これは生物学的には誤りなのだが、人間の感じ方としては正しいというか、非常に〝人間らしい〟考え方といえる。

このように、人はとにかくいろいろなものに意図や心を感じてしまう性質を持っている。電車に乗って席に座ったら隣の人が席を立ったり、道ゆく人が目を逸《そ》らしたり、誰かがひそひそ話をしていると、自分のことを嫌っているのかな（あるいは好きなのかな）と思ってしまうこともあるが、その大半は勘違いや考えすぎに過ぎない。他人は、自分が思っているほど自分のことを意識してはいないものだ。いわゆる「自意識過剰」「被害妄想」というものは、この心を感じてしまう心のはたらきに由来するのかもしれない。

さらには、ひょっとしたら「自分に意識がある」ということすら、この心のはたらきに由来するのかもしれない。これについては第8章で論じることにしよう。

認知の発達

スイスの心理学者ジャン・ピアジェは、認知の発達についての理論をまとめた、20世紀で最も影響力のある心理学者のうちのひとりだ。現代では彼の理論に対しては多少の修正はあるものの大枠は受け入れられている。

「認知」という言葉はさまざまな意味合いのある便利な言葉だが、ここでは「ものを見てそれが何かわかる」という意味で使うことにしよう。彼によれば認知の発達というのは、「自分の体験に意味づけをするための努力」なのだということだ。ここでいう体験とは「何かを見た、何かに触った」という単純なものだと考えていい。赤ちゃんだとしても自らの体験を解釈する能力があって、理論的枠組みを作っていく――つまり、カテゴリー化していくことができる。僕たちの人生は、この理論的枠組みを作っては作り替えて、体験を解釈していくことの連続にすぎないのかもしれない。

この理論的枠組みのことは、専門用語ではスキーマ（Schéma）という。たとえば初めてイヌを見たときに、4つの足があることに気づいたとしよう。そしてお母さんが「これはイヌよ」と教えてくれた。ここで、「4つ足があるものはイヌ」というスキーマができあがる。次に、ネコを見たときに、4つ足があるからこれもイヌに違いないと思っていると、今度はお父さんが「これはネコだよ」と言う。そこで、この4つ足スキーマは修正されて、必ずしも4つ足のものは全てイヌではないというふうに学習が起こる。

現在の理解内容から体験を解釈するプロセスを「同化」といい、世界と相互作用した結果、新しい体験がもたらす情報からスキーマを更新するプロセスを「調節」という。僕たちの世界の認識は、無数に繰り広げられる世界との相互作用によって、同化と調節を繰り返しながら発展していく。その中から、たとえば「イヌ」というカテゴリーがおぼろげながらできていく。「イヌ」と言われたときに思い浮かべる理想のイヌ像が頭の中にできあがる。そうすると、初めて見た種類でも「これはイヌだな」とわかるし、または「タヌキだったのか」とふたたび調節が起こることもあるだろう。

よく考えれば、チワワとゴールデンレトリバーを同じイヌだと認識できるのはすごい能力だ。共通する部分を見つけたり、違うところを見つけたりして一般化し、抽象化することができる。このような過程は「カテゴリー推論」と呼ばれている。

こうしてカテゴリー化していくことで、記憶容量を大幅に圧縮することができる。これまで見てきたイヌを全部覚えていたのではあっという間に容量オーバーしてしまう。僕たちは単に似ているところと異なるところのフレームワークだけを覚えておけば、あとはそこから自動的にイヌだと推論することができるのだ。

そもそも記憶の仕方にクセがある?

ひとことに「記憶」といってもさまざまなものがあるので、ここで整理しておこう。

まず、記憶には言葉で言い表すことができるもの(陳述記憶)と、そうでないもの(非陳述記憶)がある。

たとえば「あのときああしたよね」という自分の体験にまつわる記憶は「エピソード記憶」と呼ばれている。このエピソード記憶も人間が顕著に発展させてきたものといわれており、あまり多くの動物では確認されていない。また、人間でも3~4歳頃以降にエピソード記憶が身につくといわれており、それ以前の記憶は忘れてしまっているというよりはそもそも記憶できていない可能性がある。たまに、お腹の中にいた記憶があるという子どももいるが、それは後から見聞きした話から作り上げている可能性が高いといわれている。

また、たとえば「1603年に何が起こったか」や「円周率の小数点第三位は1」などを記憶しておくのは「意味記憶」と呼ばれている。他方「自転車に乗れる」というような「体が覚えている」タイプの記憶は「手続き記憶」と呼ばれていて言葉では表現できない。

記憶の格納の仕方は面白い。次の単語の羅列をみてほしい。

「たこ焼き」「吉本」「通天閣」「お城」「万博」

次に、問題に答えてみてほしい。

「大○」、○に当てはまる漢字は？

大半の人は、「大阪」と答えただろう。別に「大山」でも「大塚」でも「大原」でもなんでもいいはずだが、事前情報に引っ張られてそう答えてしまう。

このように脳には関連する言葉を連合して学習し、記憶しておく性質がある。これがおそらく先ほど見てきた、カテゴリー化して記憶容量を削減する方法に関係があるに違いない。

朝ご飯、カリカリ、牛乳

ときたら、「コーンフレーク」と答えるだろうが、

朝ご飯、カリカリ、お肉

ときたら、「ベーコン」と答えられるだろう。別にコーンフレークやベーコンという単語を覚えていなくても、このようにして関連づけて覚えておけば、省エネになる。

たしかに、何かを思い出す順番も、「ほら、あの、歌手で、女性で、髪型が特徴的で、マリーゴールド」とくれば、「あいみょん!」となるわけだ(「スイートピー」とくれば「松田聖子」になるのだが)。ここで「マリーゴールド」が出てこなくても、関連する用

語で思い出す方法はたくさんある。

僕自身は、昔のことを思い出す際に食べ物と関連づけて覚えていることが多い。ぼんやりとしか思い出せないことでも、「あのときあれ食べたよね」と言われると鮮明に記憶がよみがえったりする。また、匂いが記憶を呼び覚ますという経験も誰しもがあるだろう。匂いの情報は脳にとっては非常に生存に直結するもので、なおかつ匂いを処理する脳部位と記憶を処理する脳部位は非常に近いところに位置しているからだ。

この関連づけて学習して記憶するという方法はとても効率的で良いのだが、悪い側面もある。たとえば「レッテル貼り」なんかは、一度何かと関連づけができてしまうと、なかなか解消することは難しい。たとえば「バンドのボーカルで、ハーフの女性タレントと不倫した……」という印象が一生ついて回ってしまう。このレッテルを剝がすのは難しいといわれていて、その対策としては、別の新しいレッテルを貼り直すことで、新しい認知を作っていくしかない。

そう考えると、みんなで寄り集まって悪いレッテル貼りをするということは、決してやってはいけないものだということがわかるだろう。昨今ＳＮＳでは寄ってたかって悪評を植え付けたり、レビューサイトでは悪印象を植え付けるような操作をしたりといったことが平気でまかり通っている。

それから「記憶違い」もこのような関連付けやカテゴリー化の弊害だ。誤った思い込みや関連付けはありもしない記憶を作り上げてしまうことがある。ちょっとした記憶違いなら笑って済まされるが、それが裁判での証言だったりすると冤罪《えんざい》を生み出してしまいかねない。そもそも記憶の仕方に人間らしい特有のクセがあるので、人間の記憶ほどあてにならないものはないと認めなくてはならない。現在販売されている新型車にはドライブレコーダーの設置が義務づけられているのはそのためだ。

まずは、人間にはかくも多様な認知の歪みがあるということを知った上で、そもそも生まれたときからそうやって認知を形成してきたという経緯や、脳の容量を節約するためにカテゴリー化したり、リンクづけて学習・記憶したりするのが脳の宿命なのだと受け入れることから始めよう。これはいくら意識して、気合を入れてもなかなか変えることができないものだけど、知っていると知らないのでは大きな差になるだろう。

催眠と気持ちの問題

他者の認知を操る認知バイアスもあるので紹介しておこう。

たとえば、事故現場の検証で「その車はどのくらいの速度で**追突**しましたか？」と聞かれるのと、「その車はどのくらいの速度で**激突**しましたか？」と聞かれるのでは、答える速度が全く変わってくるそうだ。

このようなバイアスは「フレーミング」や「アンカリング」と呼ばれている。他にも、「この事故では乗客100名のうち**40名が助かりました**」と言うのと、「この事故では乗客100名のうち**60名が亡くなりました**」と言うのでは、同じ事実を伝えていても印象が全く異なる。このような方法で、他者に与える印象や行動を操作することができる。

人の行動を操る方法として「催眠術」が知られているが、みんなが期待しているほど、催眠術で自分の意図しないことをさせたり、忘れてしまっていた、あるいは思い出したくない記憶を呼び起こしたり、それに基づいて自白させたりすることはできないことがわかっている。催眠術によって引き出したとされる記憶の大半はこれまでで見てきたような思い込みや関連付けによって作り上げられた記憶や、フレーミングやアンカリングによって一部分が変に強調されたり、改ざんされてしまったような記憶に過ぎず、アメリカでは催眠によって得られた証言は裁判では採用しないと決まっているそうだ。

しかし一方、催眠によって意思に反した行動をさせることもあるそうだ。催眠というのは一種の社会的相互作用だというのが定説だ。つまり、催眠をかける人は誰でもいいわけではない。懇意にしているカウンセラーや、大学の偉い教授といった信頼関係や社会的権威づけが必須であるといわれている。権威ある人物が正当な文脈で誘導すると、人々は普段しそうにない行為をはたらくことがあるということも知られている。

有名な例に1963年、アメリカの心理学者のスタンレー・ミルグラムが行った実験がある。被験者たちは教師と生徒に分けられ、教師は問題を間違えた生徒に対して電気ショックを与えることができる。そこへ白衣を着た権威者が現れて、1問間違えるごとに電気ショックの強さを上げるように指示される。教師はそれに従って電気ショックの強さを上げていくと、生徒役は苦しそうな悲鳴を上げる（実は役者による演技で、実際には電気は流れていない）。それでもなお、権威者が続けるように指示をすると、最終的に大半の教師が、生徒が死んでもおかしくない電圧まで上げ続けたというのだ。それだけ権威者の言葉は重い。

一方で、催眠によって皮膚疾患が治ったり、痛みが緩和したりという実例も報告されている。本書の主題である「気の持ちよう」というのは本当にありうるのだろうか。

「気の持ちよう」にご用心

もし、みなさんが心から信頼している人や尊敬している人、あるいは大好きな芸能人から「みなさんの悩みはすべて〝気持ちの問題〟です。気合でどうにかしてください」と言われたら、吹き飛んでしまうような悩みもあるかもしれないけど、どうだろうか（そうでないものもあるというのが本書の主旨なのだが）。

催眠による効果の大半は「注意を逸らす」ことにあるともいわれている。認知バイアスの紹介で見てきたように、僕たちが持つネガティブなバイアスの大半は、自分や他人の気持ちに注意が向き過ぎている状態だというのがわかってきたことだろう。実際のところ他人は自分が思っているほど自分のことを意識していないし、自分も自分の過去や未来に注意が向き過ぎているのが、ぐるぐる思考の原因なのかもしれない。

人間は他の動物とは異なり、エピソード記憶を発達させたことで長期間にわたって過去のことを覚えていられるようになったし、報酬系を発達させたことではるか将来のことまで計画を立てられるようになった。一方で、もはや誰も覚えていないような過去の言動にとらわれ、恐れる必要もない将来の不安を過度に恐れたりする羽目になってしまった。

もちろんそれは大事な能力ではあるのだが、逆に「今、ここ」にいる自分を軽視し始めているのかもしれない。次の章では、「今ここにいる私」というものに注目し、偏った思考や歪んだ認知から解放される方法を検証していこう。

第6章のまとめ

- 「自分を傷つけられるのは自分だけ」であり、外界の情報をどうやって脳に届けているかそのフィルターの性質を知る必要がある
- 偏った思考や歪んだ認知は「認知バイアス」と呼ばれ、ネガティブなことを増長するようなものに囚われやすい性質を私たちは持っている

・高度な共感能力ゆえに、あらゆるものに心を感じるため、他人の気持ちに敏感になってしまうことがある
・「スキーマ」と呼ばれる理論的枠組みを作りあげて体験を解釈し、調整を繰り返していくことで、世界の認識を発展させている
・そもそも認知の発達や記憶の整理のしくみとして「カテゴリー化」したり、「レッテル貼り」をしてしまう
・信頼のおける他者の言葉によって痛みを軽減したりする効果が得られるのは、注意を分散させる効果があるため

第7章「気の持ちよう」をうまく利用する

人の気持ちを類推し、過去への後悔と将来への不安をぐるぐると考えてしまうのは、脳が本質的に持っている妙な性質のせいだということがわかった。

それが生まれ持ったものだとしたら、今から変えることは難しい。また、人の心を変えようなんて考えてもいけない。だとしたら、それを逆に利用して見てはどうだろうか。

この章では、その妙なクセを最大限活《い》かして、傷ついた心を癒し、未来に向けて前向きな行動ができるための治療法や工夫について紹介したいと思う。

プラセボ――予測と注意に変化をあたえる

ただのビタミン剤だとは知らずに、よく効く薬だと思い込んで飲み続けていたら、本当に病気が改善してしまったという話を聞いたことはないだろうか。これは「プラセボ（偽薬）効果」と呼ばれており、いわゆる「気の持ちよう」の代表だが、どうして実際に効果が得られるのか、そのとき脳では何が起こっているのかは長年の謎だった。

最近の研究では、プラセボを服用するだけで、痛みの情報処理に関与する「島皮質」と呼ばれる脳領域において、痛みを感じたときに活性化する領域が有意に減少していることがわかっている。つまり、プラセボ効果による鎮痛作用は単なる気のせいではなく、本当に痛みを感じづらくしていたのだ。さらに、プラセボ効果は痛覚の初期段階である触覚や内臓感覚を処理する「体性感覚皮質」の一部や、脳の実行機能に重要なはたらきをする「基底核」の活動も低下させていたことから、そもそも痛みが発生するのを抑えている可能性もある。

なぜプラセボがこのような効果を持つのかは、未だ完全には解明されていないが、ひょっとするとこれも「注意の分散」ということで説明がつくかもしれない。

そもそも何かを感じるというのは、知覚という脳のはたらきだ。仮に、視覚や触覚などの感覚入力が脳に入ってきても知覚されなければ、意識にはのぼらない。脳には目や皮膚などの感覚器からボトムアップ的に入ってくる情報と、経験や期待を頼りに感覚から知覚を構築するためのトップダウン処理がある。脳はあらかじめ予測を作っておき、それに合った情報だけを拾い上げることができる。

これは脳に特有の情報処理様式であるといわれている。昨今流行《はや》りの人工知能を支えている深層学習のアルゴリズムであるニューラルネットワークというしくみでは、ボトムアップ的に何千、何万という画像（感覚入力）を学習して、計算結果（知覚）を出す。一方、脳は経験からスキーマを既に構築しているので、少ない入力から予測して即座に答えを出すことができる。したがって、ノイズまみれの情報から必要な情報だけをピックアップできるのだ。

つまり、予測が知覚を変化させるといっても差し支えないと思う。プラセボ効果は、おそらくこの予測に変化を与えるものだ。むしろ、ふだん痛みを感じている際に、恐怖や不安から過剰な予測があり、実際以上に痛みを感じているのだとも予想される。

第4章で「ストレスの感じ方が個人で異なる」と書いた。感覚入力に対する感受性が個人で異なるのはもちろん感覚受容器の感度もあるかもしれないが、予測の強さによっても変化するのではないだろうか。プラセボがあることで必要以上に恐れる気持ちがなくなり、トップダウンの注意が分散したことで、痛みが軽減した、または本来感じるべき痛みの程度まで戻ったと言うこともできるかもしれない（本来感じるべき痛みというのは、実際よくわからないものではあるが）。

同様に、ストレスに対する感じ方も注意を分散させることで軽減される可能性がある。すごく簡単な例を挙げれば、自分が活躍できる場所を複数持つということが注意の分散になるかもしれない。学校や部活、職場や家庭だけが自分の居場所だと、どうしてもそこでの環境にとらわれてしまうが、他にもサークルや異分野交流、なんなら外国人のコミュニティなどにも自分の居場所を作れば、学校や職場で受けるストレスに対する注意は分散されるのではないだろうか。これはぜひ実践してみてほしい。

「自己肯定感」と「自己効力感」

昨今、「自己肯定感」という言葉が溢《あふ》れている。「自己肯定感を高める食事」とか「自己肯定感を高めるファッション」などを見聞きしたこともある。しかし、ここで問題なのは、自己肯定感が高いことが本当にいいことなんだろうかということだ。そもそも自己肯定感は高める、低めるという類のものなのだろうか。

自己肯定感というと、一般的なイメージとしては「私はできるぞ、すごい業績を上げているぞ、何でもできる万能だ」という気持ちのことだと思われる。自分が思ったとおりにことがうまく運べば肯定感が増すし、優越感を得ることになる。できなければ劣等感につながる。

これは結局、自分と他人を比べることで得られる感覚なのだ。基準となっている他人よりも自分が上にいれば自己肯定感が増す。あるいは、過去の自分よりもより良い自分になることや、より高みを目指さなければならないといったことが強迫観念のように求められている。もちろんネガティブよりはいいけど、常に向上していかなければならないのは少しプレッシャーではないだろうか。第5章でも述べた通り、キラキラした人たちが毎日のように成功体験を報告してくるのを見て、自分も向上しなきゃと思うのは疲れちゃうよね。

疲れてしまう原因は、これまで述べてきた通り、結局、「過去への後悔」と、「将来への過度の期待」によって成り立っているからだろう。「今ここにある自分」は、結局置き去りにされている。本来の自己肯定感の定義は「ありのままの自分を受け入れよう、それを認めよう」ということだったと記憶している。いつからこのように拡大解釈されるようになったのかは不明だ。劣等感を抱えている自分、挑戦したけど失敗した自分、それも含めてまず自分を受け入れよう認めようということだ。なので、そもそも自己肯定感は高めるとか低めるといった類の感覚ではないのだと思う。

それよりも、僕が大事にしているのは、「自己効力感」という感覚だ。これは、自分が何かをしたということがしっかりと周りに影響を及ぼしているという実感のことだ。もちろん、自分の提案したアイディアが採用された、賞をとったというのも大事だけど、ずっとやろうと思っていたお皿洗いをやったとか、「ToDoリスト（しなければならないこと リスト）が1つ減ったとかでも目に見える効力感だと思う。そしてそれはなにも他人に肯定される必要はない。

これは、子育てや教育においても重要な視点ではないだろうか。たとえば、いろいろなことを自分自身でやってしまった方が絶対早く済む。だけど、それをあえて子どもや後輩にやってもらう。その結果の良し悪しは問わない。やってくれたことに対して感謝を伝える。とても当たり前のことのように思えるけど、実践するのは難しいかもしれない。人の心や行動をどうにかしようと思うのは大変なことだけど、少なくとも自分の力で制御できるはずのことが、ちゃんと自分の意図した通りになるという実感を積み重ねていくのは、精神衛生上も重要なことだと思う。

人間関係を円滑に進める秘訣《ひけつ》は、相手の自己効力感を満たすことなのかもしれない。自己肯定感を軸にすると、自分は優越感を感じる代わりに、他の人は劣等感を感じてしまうことは避けられない。それが「気に入らない」とかいった反発やいじめとかにつながってくる。「自分はこれができる、だから自分すごい」という自己肯定で終わらずに、「それはいつも支えてくれているあなたのおかげですよ」みたいな感じで感謝を伝えることで、相手の自己効力感も同時に満たせるように心がければ、円滑に人間関係を進められるのではないだろうか。

単に報酬系を満たすためにご褒美をあげるだけではなく、世の中に認められているという承認欲求も満たしつつ、ちゃんと人に影響を及ぼしているという実感も与える――この3点セットが心の健康に必要なのだと思う。コツは、細かい成功体験を積み重ねるということ。今日からできる方法としては、スマホのToDoリストにやりたいことを全部書き出して、できたらそれにチェックをつけて消していくこと。紙に書き出してマジックで線を引いて消すのでもいいと思う。自分はちゃんと影響を与えているぞという実感を、ちょっとずつ得ることが重要だ。

成功体験を共有する仲間と未来の話をする

ちょっと前、僕も気持ちが沈みがちだった時期がある。

とある研究計画の実現可能性を細かく説明しなければならなかったり、とある大きな買い物の予算の調整や見積もりなどを業者とやりとりしているうちに少し疲れてしまったようだ。

社会人は皆そうだと思うけど、大学教員も仕事でステップアップするために、この数年間、独創的な研究をどれくらい頑張ってきたか、学生からの評価はどうだったか、しっかりと社会貢献をしているか、などを多面的に調査される。また研究者としてさらに新しいことを挑戦するために、科学技術振興機構（ＪＳＴ）が主導している、我が国の将来を支えるようなポテンシャルを秘めた若手研究者を発掘し、長期的に支援するという主旨の「創発的研究支援事業」に応募しており、その書類審査に引き続き、面接審査など、立て続けに、研究計画の「実現可能性」や僕の研究者としての将来性などを「人から評価され、ふるいにかけられる」事例が重なった。結果的にどちらも奇跡的に「生き残る」ことができたが、その間は、なんだか生きた心地がしなかった。

また、僕は大学で自分の研究室を主宰させてもらっているけど、研究室を運営する上で、どんな研究プロジェクトを走らせて、そこにどんな人をあてがって、どれくらい予算をかけるかなど、細かく決めていかなければならない。どんな些細《ささい》な買い物をするのにもすべて「お伺い」が必要で、最終的なゴーサインは僕が下さなければならない。そのために、学生と研究計画を立てたり、実現可能性を見定めたり、必要なものを選定して業者とやり取りをして「お見積もり」を取ったり、面談日や納品日の日程調整をしたり。自分が決めなければ何も先に進まない。僕が決めなければみんなに迷惑がかかる。それでも決めることが多過ぎて、「決め疲れた」状態になってしまった。「もうどうでもいいよ」とか「僕はどっちでもいいので、自分で判断してください」という言葉が喉まで出かかっては、我慢していた。そんなことが重なって、「もう全部降りたい、投げ出してしまいたい」と思うようになってしまった。

このままではいけないと思って、僕が心を守るためにとった行動は、過去に一緒に何かをしてうまくいった仲間、つまり成功体験を共有している人に連絡をしまくって、とにかくなんでもいいから話そうよとオンラインミーティングの時間を取ってもらうことだった。そこでは「実現可能性」とか「お伺い」とか「お見積もり」とか、そういうのはいったん置いておいて、とにかく夢のある話をしようという提案をした。大の大人がバカな夢物語を話すだけ話して、何も生産性もない時間だったかもしれないけど、僕の精神状態はそれでだいぶ良くなった。3人くらい別々の人と話すころには、不思議と自然とやる気もアイディアも湧いてきた。

実現可能性を考えたり見積もりを取るという行為は、失敗してはいけないという責任感も問われるし、何しろもう先の見えてしまっている未来なので高揚感もない。未来を見据えすぎるのは疲れることだ。

だけど、未来に対して何も責任を負わなくていいんだったら、これほど楽なことはない。不安も恐怖も何もないからだ。行かないかもしれないけど、旅行の計画を漠然と立ててみたり、買わないかもしれないけど別荘を建てるならどこがいいかなと妄想したり。これはワクワクする。ドーパミンの本来の使い方だ。その想像力をアートに託してみるのもいいかもしれない。現実に疲れて、逃げ込むとしたらそれは無責任な未来に限る。そういう意味で、未来のことを考えるのはおすすめだ。

ところで、チンパンジーに関する話を読んでいたら、「チンパンジーは協力が必要なときには過去にその課題において協力的だったチンパンジーを選ぶ」ということが『サイエンス』という論文誌に発表されたという記述を読んで「まさにこれだ！　僕もチンパンジーも同じだ」と思った。これはある意味、心の防衛メカニズムなんだろう。

ということで、みなさんも何かメンタルの不調になったときは、過去に協力的だった人、過去に一緒に成功体験を収めた人に連絡を取って、ちょっと思い出話をしたり、無責任な未来の話をしたりすると復活するんじゃないだろうか。これもすぐ実践できるから試してみてほしい。

脳を活性化させるひとり旅のススメ

第5章でも紹介した通り、ストレスに耐える力、自力で回復する力を人間は誰しも持っているはずだ。この能力のことを「レジリエンス」という。そのメカニズムはおそらくアストロサイトという脳細胞の活性化が関与しているんじゃないかというのが僕の仮説で、それを検証しているところだ。

じゃあ実際問題、どうしたらこのアストロサイトを活性化できるのか。研究結果から言えることは、ノルアドレナリンが重要な役割を果たすということだ。それじゃあどうすればノルアドレナリンを高められるか。サプリで取るか、注射するか。

いやいや、そんな必要はなくて、ノルアドレナリンは脳で作られているものだ。特に、新奇環境に身を置いたときに放出が高まることが知られている。つまり、脳のアラートシステムを発動させるということだ。第4章でも取り上げた通り、適度のストレスは脳によい。これは、ノルアドレナリンがアストロサイトを活性化することで、シナプス伝達効率を向上させる作用があるからだ。

新奇環境といえば、引っ越しや旅行がおすすめだ。特に、ひとり旅をおすすめしたい。

集団旅行だとどうしても新奇性が下がるし、誰かについて行けば安心ということで脳のアラートシステムが発動しない。一歩間違えば帰れないかもしれない、自分の判断が全て自分の行動を決めるという緊張感。この瞬間は、過去への後悔も未来への不安もなく、必死に今に食らいついている状態。今自分の心と体の状態に向き合っている状態を作り出すということ。これらが肝心だ。

もし旅行が難しければ、家の近所でもいい。僕の趣味でもあるんだけど、「道に迷う」というのは今すぐ実践できるからぜひ試してみてほしい。ふらっと出かけて適当に心の赴《おもむ》くままに、好奇心のままに道を曲がってみる。そうするとこれまで見たことのない景色が広がっていて、ワクワクする。と同時に、少しずつ緊張感が増してくる。そうして汗だくになって知っている道に辿《たど》り着いたときには大きな安堵《あんど》と達成感がある。迷っている間はスマホを見ないというのも重要かもしれない。

ひとりの時間を持つということも大切だ。命や身の危険がない範囲で、ぜひ実行してみてほしい。

マインドフルネスの科学

さて、最後に今話題の「マインドフルネス」について少し見ていきたい。マインドフルネスというと瞑想《めいそう》とか禅を思い浮かべるかもしれないが、自分の心と向き合うという点では、必ずしも瞑想や禅のスタイルにこだわらなくてもよいとされている。

瞑想というと怪しげなものと思われがちだが、その科学的有効性は次々と明らかにされてきており、世界中の大企業のトップが経営に取り入れることで、社員の健康が増進したり、業務の効率がアップしたりするなどして注目を集めている。

うつ病の患者は過去の後悔と将来への不安でぐるぐる思考が常に活発に動いていて、このとき活発になっている一連の脳部位は、「デフォルト・モード・ネットワーク」とまとめて呼ばれているというのは第4章で触れたとおりだ。この部位は、特別なタスクをおこなっていないときに活発にはたらく部位で、脳のアイドリング状態を担うといわれていたり、ぼんやりしているときにはたらくといわれていたりする。お風呂に入っているときなどに良いアイディアがひらめくように、このデフォルト・モード・ネットワークが活性化すれば、創造性が高まることもあるだろう。

しかし、メンタルが不調な人の多くは、雑念が渦巻いていたり、心が迷っていたりする、いわば「心ここにあらず」状態に陥ってしまう。このような状態を「マインド・ワンダリング」というそうだ。

一方、瞑想を長年続けてきた人では、このデフォルト・モード・ネットワークの活動が低く抑えられているという結果も報告されている。ひょっとすると瞑想には脳のぐるぐる思考やマインド・ワンダリング状態を解除して、脳の疲労を癒す効果があるのかもしれない。今すぐ実践してみて損はないだろう。

瞑想のキモは、過去でもなく未来でもなく、現在に集中するという点にある。今ここにある自分の体や気持ちをただまっすぐに観察し、ありのままを受け入れるということが重視される。

マインドフル瞑想の実践方法に関しては、久賀谷《くがや》亮《あきら》著『世界のエリートがやっている最高の休息法——「脳科学×瞑想」で集中力が高まる』(ダイヤモンド社)に詳しく解説が書いてあるのでそちらを参考にしてほしい。

認知の歪みを改善する

主に第6章を通じて、僕たちの脳には、偏った思考、歪《ゆが》んだ認知があることがわかったと思う。これを知っているのと知らないのでは大違いだが、自分でこれを矯正していくのはなかなか難しいものだ。

一方、専門家がおこなう「認知行動療法」と呼ばれる治療法は、そんな患者が抱える認知の歪みをまず受け入れ、一緒に生活したり、活動したりする中で、自動的に陥りがちな認知バイアスと向き合い、「どうしてそう考えたのか、それに対して別の考え方はないか」などと考える習慣をつけることで、少しずつ認知の歪みを改善していく方法だ。

「暴露療法」などとして知られている行動療法では、身と心の安全を確保した上で、不安のもとになっている対象や状況に対峙《たいじ》して、それに対して「もう安心だ」という新しい記憶を植え付けることで不安障害などを取り除こうとする。それに対して「認知行動療法」は、1970年代にアメリカの精神科医のアーロン・ベックが基礎理論を確立した方法で、行動ではなく認知を改善させる方法であり、第二世代の認知行動療法と呼ばれることもある。

さらに、近年では先述のマインドフルネスや「アクセプタンス&コミットメント・セラピー」（ACT）と呼ばれるセラピー手法を取り入れた第三世代の認知行動療法も提案されている。従来の認知行動療法が、認知の歪みの制御に力点を置いていたのに対して、ここで最重要視されているのは「アクセプタンス」（受容）といわれている。これは瞑想の理念にもある「今ありのままを受け入れる」ということに通じるものがある。

あるがままを受け入れるということ

ACTが広く普及したのは2000年代に入ってからだが、実は我が国では、1920年代に森田正馬《まさたけ》という精神科医が独自の心理セラピーを開発して実践している。その名も「森田療法」だ。

実はこの森田療法が重視しているポイントが「不安や執着をあるがまま受け入れる」ということにある。森田は、患者が病的な状態になった原因も将来もいっさい問わず、ひたすらに現在の状態を「見つめる」ことを教えている。何か困ったことが起こった際に、それについて考えるのではなく、ただそれを見つめるだけでよいというのだ。

森田療法の第一歩では、外部との連絡をいっさい断ち、半ば強制的に今の自分と向き合うことを徹底する。それを2週間続けたのち、ひたすらに重作業に従事させる。考える前に手を動かすということを徹底し、余計なことを考える暇を与えないのだ。これは、「心は行動の後についてくる」という禅の思想に基づいていると考えられる。

森田正馬のメッセージを簡潔にまとめると、

・考えるのではなく、見つめること
・気分ではなく目的を最優先すること
・注意を一点に向けるのではなく、分散させること
・自然体であることを大自然に学ぶこと
・〜ねばならないではなく、事実を受け入れてあるがままを受け入れること

これらを念頭におけば、不安や悩みと共に生きていくことができるのだという。

僕の恩師が若かりし頃にパニック障害で参ってしまった際に、この森田療法と出会い、

独自に実践して克服したという。そのことの顚末《てんまつ》は、工藤佳久《くどうよしひさ》著『改訂版 もっとよくわかる！　脳神経科学――やっぱり脳はとってもスゴイのだ！』（羊土社）に詳しく書かれているので、ぜひ読んでみてほしい。

また、森田療法については、帚木蓬生《ははきぎほうせい》著『生きる力――森田正馬の15の提言』（朝日選書）に詳しい。これは僕の恩師も絶賛の本なので、ぜひ参考にしてほしい。

認知を可視化する

かくいう僕も、パニック障害になりかけて自分で克服した経験がある。実は僕は昔から閉所恐怖症の気がある。ただ、秘密基地みたいなのは好きで、逆に不思議なことに、どんなに空間的に広くても、自由に身動きが取れないと思うと途端に心が窮屈になって、呼吸が苦しくなってくるのだ。今思うと、小学生の頃にスキーで転倒して足を怪我をした際に、スノーモービルに取り付けられた棺桶《かんおけ》みたいな担架にぐるぐる巻きにされて運ばれたことや、その後病院でMRIを取った際に閉所に閉じ込められたのがトラウマになっているんだと思う。それ自体を証明したり、完全に克服したりしたわけではないけれど、いったんそれがわかってしまえば、自分のそういう「性質」とうまく付き合っていけるかもしれないと思う。

たとえば、歯医者は僕にとっての心理的閉所で、歯の痛みよりも自分の好きなタイミングで身動きが取れないことがどうしようもなく苦痛で仕方がない（別に動こうと思えば、処置を中断してもらって動くことはできるのだが、今ここで処置を中断したらみんなに迷惑がかかると思うとグッと堪えてしまうのだ。そういう変に生真面目な性格が仇《あだ》をなしている。他にも飛行機とか船とか、ひと駅がやたら長い急行電車とかも本当は苦手だ）。先日も、少し長めの処置をした際、唾液がうまく飲み込めなくなり、呼吸ができなくなって、心臓が口から出るほど脈打ってこのまま死ぬのかと思うほどだった。きっと大学で勉強する前の僕だったらとっくにギブアップしていただろう。

しかし、今や僕は生理学を勉強しているばかりか学生に教える立場でもある。ここぞとばかりに持てる知識を総動員して、我が身に起こっていることは単なる「交感神経系の亢進《こうしん》、ノルアドレナリン！」とか頭の中で唱えながら、なぜかひたすら故郷の海を思い浮かべていた。そうやっていったん冷静になると、鼻からは呼吸ができることに気がついた。あと何分で終わるかなどという将来の不安を意識しないようにして、ひたすら今ここで唯一自分の力でどうにか制御できる鼻呼吸に集中していたらいつの間にか処置が終わっていた。

本当にパニックで苦しんでいる人からすればとるに足らない経験かもしれないが、パニックに抗うのではなく、状態を見つめ、あるがままなすがままにしておくと意外と体の方がなんとか適応してくれるものだと実感した。

自分の状態を見つめるというのは、なかなかに難しく、私も生理学の教科書を少しかじっていたので自分の体の状態を冷静に分析することができたが、みんながみんなできることではないかもしれない。

それなら、最新テクノロジーの力を借りて自分の体や脳の様子を見るのはどうだろうか。たとえば心拍数や呼吸数をスマートウォッチで簡易的に測ったり、脳波計で脳の状態を測ったりすることで、今自分の心の状態がどうなっているかを数値化したり、グラフ化して見ることができる。ネガティブ思考に陥っているときの状態と、ポジティブ思考にあるときの状態の両方をあらかじめ知っておけば、今自分がどういう状態にあるかを把握できるし、ひょっとしたら意識的にポジティブ状態に持っていくことができるようになるかもしれない。こうした技術は「バイオフィードバック」や「ニューロフィードバック」と呼ばれている。

不安や悩みや心の状態というのは見えないので、取り扱いが難しいものだが、最新テクノロジーの力を借りればそれさえも、取り扱えるようになる未来が来るかもしれない。

この章では、いろいろな方法を紹介してきたが、どの方法も共通して、過去の後悔や未来の不安に過度にとらわれずに今を見つめる、今の自分の状態を知るということが重要だということを示している。自分を傷つけるのも、幸せにできるのも「気の持ちよう」だとしたら、それを逆手にとって、素晴らしい人生を歩んでいける方法を見つけていこう。

第7章のまとめ

・「プラセボ」に効果があるのは恐怖や不安からの予測に変化を与えるためかもしれない

・複数の活躍の場を持つことは、注意を分散することになり、ストレスの影響を軽減できる可能性がある
・重要なのは自分が意図した通りに影響を及ぼしているという実感（自己効力感）
・ToDoリストを活用して、小さな成功体験を積み重ねよう
・過去に成功体験を共有した人と無責任なおしゃべりをすることは最高の精神安定剤。夢のある未来に思いを馳《は》せることも重要
・ひとり旅に出たり道に迷うことで脳のアラートシステムを活性化することも時には重要。孤独を恐れずひとりの時間を取るのがよい
・マインドフルネス瞑想をはじめとする「認知行動療法」は、科学的根拠のある健康法。意識を「今ココ」に集中させることで、ぐるぐる思考回路の活動を低下させ、脳を休ませることが重要
・「バイオフィードバック」や「ニューロフィードバック」は、最新のテクノロジーを利用して自分の心の状態を知ることができる技術。今後の発展に注目

第8章　「わたし」ってなんだろう

「気の持ちよう」を再考する

物理的には同じ量の痛みであっても、その感じ方には個人差があったり、同じ人であっても「心のあり方」で痛みの感じ方は異なったりすることも知られている。特に、失恋直後では痛みに対する応答がより大きくなるという研究結果もある。つまり、気分が変わることによって、知覚まで変わってしまうことは事実ある。

しかしこれまで見てきたように、気分という曖昧な情動は、時々刻々と変化する神経修飾物質の絶妙なバランスの脳内表現であって、そのような変動する環境の中で、ニューロンの活動が変化を受けるために知覚が変化すると説明することができる。

もうダメだと思っていたところに、声援が聞こえてきたりすると、「よし、もうちょっと頑張ってみよう」と思えることもある。これは別に、「燃える闘魂」なるものが注入されたわけではなくて、第7章で見てきた「注意を分散する」ということで説明がつくかもしれない。

僕たちが「心のあり方」や「気合」というような、曖昧で、まるで幽霊のような実体のない存在だったものに、手が生え、足が生えて、しっかりと科学の言葉で説明できるようになってきたのだ。

気分ひとつで知覚が変化するならば、ツラいという気持ちや不安、憂うつやストレスも、「気の持ちよう」で乗り越えられるのではないかという考え方は根強く存在する。しかし、こちらの場合は、第4章で見てきたとおり、ニューロンがはたらくための環境そのものが変化している状態だ。ひょっとすると脳そのものが変化している場合だって考えられる。これに対しては、気合ではどうにもならないし、「うつは甘え」という言葉を浴びせるのは、あまりに心無いことではないだろうか。

脳も臓器である。それもとても繊細なものだ。たとえば今日は胃が痛いという日もあるし、無理がたたれば胃潰瘍になることがある。それと同様に、脳も日によって調子が良いときもあれば悪いときもある。心はそんな繊細な臓器のはたらきのひとつにすぎない。したがって、心にも不調は訪れる。風邪をひいたら栄養を摂ってしっかり休養し、時には風邪薬の力を借りるのと同様、心が病んだ時もしっかり栄養を摂《と》って休養し、薬の助けを借りるのは、医学的には正しい。

それを「気合が足りない」だの、「甘え」だのと言って軽視する風潮は正しくない。人によってストレスの感じ方が異なるからだ。ストレスを受けた際の体の生理学的な反応は実にさまざまなところを見ても、心も体の一部であることを認めざるをえない。

心と体は分けられない

心と体の関係というものを議論する上で避けて通れないのが、第5章で取り上げた「悲しいから泣くのか、泣くから悲しいのか」という論争だ。アメリカの社会心理学者であるスタンレー・シャクターとジェローム・シンガーは、その両方が重要で、「体の反応を認める過程がないと情動反応も起きない」という説を提唱した。たとえば、嬉《うれ》しいことと胸のドキドキが組み合わされば、嬉しいという情動を知覚し、怖いことと胸のドキドキが組み合わされば、怖いという情動を理解できる。つまり、同じドキドキだとしても、体が置かれている状況に応じて生まれてくる情動を強める作用があるのではないかというアイディアだ。これをわかりやすく説明する例として、「吊《つ》り橋効果」を説明した。

現在では、「悲しみそのものが生まれるためには泣く必要はないが、今自分が泣いていることを自覚することによって悲しみがさらに強くなる」というのが定説だ。このように、情動のコントラストをより明確にするために、体の反応は不可欠なのだ。

なぜ情動を明確にする必要があるのだろう。実は、僕たちの意思決定は、情動が担っていることがわかっている。実際に、僕たちが決断するときにはたらいているのは、「前帯状皮質」と呼ばれる共感や情動などにも関与する領域であるといわれている。この領域に障害を負うと選択肢が増えるだけで、まったく何も決定できなくなるという。理性は単に選択肢を増やすだけで、意思決定には関与できないのだ。

情動はヒトだけでなく動物や昆虫などでも共通して見られる根源的な生理機能であることはすでに述べてきた。情動が意思決定を担っているとしたら、僕たちも動物や虫と何も変わらないということになるのだろうか。

「人間らしさ」とは何か

人間において顕著に発達している前頭前野のはたらきは間違いなく人間らしさのひとつだ。作業記憶と呼ばれ、推論や理解に必須のはたらきをするワーキングメモリや、欲求を制御する理性のはたらきなどは人間ならではといえるだろう。

また、これまで見てきたように、ドーパミンのはたらきで、報酬を期待し、報酬が最大になるように行動を選択するという性質は、過去から学び、未来を志向するという脳内タイムトラベルを可能にしている。

過去の経験の参照には、経験に基づく記憶である「エピソード記憶」も欠かせない。動物にもエピソード記憶のようなものを持つものがいるという報告もあるが、人間はエピソード記憶を保持できる期間が他の動物よりも長期間におよぶため、長期にわたって自己同一性が保持される。そのため想像力を働かせたり壮大な計画を立てたりすることが可能になる。

前頭前野は、どちらかというとそういったドーパミン系から湧き上がってくる無限の欲求に対してブレーキをかけるはたらきがある。

近代文明においては、この前頭前野のはたらきである卓越した理性こそが人間らしさの象徴であり、真に合理的で、絶対にミスを犯さない、絶対的な知性のような「超人」に少しでも近づけるように努力してきた。本能を捨て、合理性を最優先し、論理的でデジタル的な考え方が礼賛されるようになった。このような西洋哲学的な考え方は、近代においては一定の成功を収めた。個性や感性を排除し、理性的でロジカルなやり方が良しとされ、個人を無視した大量生産や、規律正しい「右へならえ」こそが生産性の高い方法であると信じられてきた。ところが、持続可能性ということが見直されてきた昨今では、このようなやり方に限界があることがわかってきた。人間よりもはるかに正確無比な人工知能の登場もそれに気づくきっかけになったのかもしれない。

人間は、思ったほど合理的でもなく理不尽で、情に流され、ミスばかり犯すからこそ、それを克服しようと思うものだ。しかし、第6章で見てきた通り、むしろ傷つきやすく、歪《ゆが》んだ認知を持ち、あらゆるものに心を感じ、共感し、コンピュータとは違う妙な記憶の仕方をして、しょっちゅう記憶違いをおかしている。それこそが人間らしさではないだろうか。人工知能が隆盛を極めている現代社会だからこそ、人間らしさを大事にしよう、人間にしかできないことを見つけようと、人類は躍起になっているのではないだろうか。

変化し続けることこそが心のはたらき

心とはいったいどういう脳のはたらきなのだろうか。脳は心のありかとはいえ、脳の中を開けて見てみても、心を生み出す専門の領域や回路があるわけではなく、脳細胞や脳内物質、あるいはその周囲を取り巻く脳内環境があるのみだ。それらは、時々刻々と互いに相互作用しながら関係性を変化させ続けている。心とは、いうなれば、この変化そのものであり、変化し続けることこそが心のはたらきにおいて重要なのだ。したがって、心というものの実体など存在しない。

たとえば、時計の例を考えてみよう。時計をできる限りバラバラにすると、いくつもの歯車で構成されていることがわかる。その歯車のかたまりはかつて時計だったものだが、もはや時計ではない単なる歯車のかたまりに過ぎない。時計というはたらきをもったものは一体どこに消えてしまったのだろうか。そもそも時計というはたらきをする実体は存在していたんだろうか。

単純なパーツが組み合わさって創り出される「機能」と、それを構成しているパーツの単なる寄せ集めとは本質的に異なるものだ。このような考え方は微積分法を発明したことで有名なドイツの数学者でもあり哲学者でもあったゴットフリート・ヴィルヘルム・ライプニッツが1714年に『モナドロジー』の中でも考察している。ライプニッツは風車小屋を例に取り、風車小屋の中に入ってみると、いくつもの歯車などの部分が動いているのが見えるだけで、それらの相互作用の結果としてのはたらきの実体は見えないということを書いている。

さらに古くは、仏教の考え方に「色即是空《しきそくぜくう》、空即是色《くうそくぜしき》」という言葉が既に存在していた。つまり、一切のものには恒常的な実体などなく変化し続けるものである、しかしその変化そのものが存在である、というものだ。パーツを全部集めたからといって、はたらきをもつ実体にはならない。

これは、僕たちの体についても同様のことがいえる。たとえば、脳を構成する脳細胞であるニューロンやグリア細胞、血管などをただ漫然と集めても脳にはならないし、心を生まない。心のはたらきは、これらのパーツの相互作用の結果として生まれるものだ。だから、パーツそのものを理解しても心を理解したとはいえない。どのような相互作用が心のはたらきを生むかについては、僕たち脳研究者が一生懸命研究を進めているところだ。

「自分が自分である」となぜわかるのか

自分が自分であるとわかる意識は、「自己意識」と呼ばれている。人間の赤ちゃんが鏡を見てそれが自分だと気づくのは1歳半以降だといわれている。ある種の生物は、鏡を見てそれを自分だと認識しているのではないかという報告もある。

僕たちが、自分が自分であるとわかるのはどうしてだろう。昨日の自分と今日の自分は本当に同じ自分なのだろうか。

これまで見てきたように、脳が入力を受ける際の処理の大半は、無意識下で完了してしまう。外部からの入力や疑問を、全自動で処理していってくれる便利な存在がいるに違いない。そこで、僕たちの原因帰属バイアスは、そこに連続した「わたし」というものを想定する。そのほうがいろいろと辻褄《つじつま》が合う。必要以上の仮説を立てるべきではないという「オッカムのカミソリ」にだって違反しない。結局、自己意識なるものは、要するに脳が見せる錯覚に過ぎないのかもしれない。

もう1つの理由が、先ほども見たように長期間保持できる「エピソード記憶」だ。たとえば、寝ている間に見た目がまったく同じだけど違う体にこっそり入れ替わっていたとしても、気づくことはできないだろう。事実、僕たちの体は毎日のように細胞が入れ替わっている。たとえば、舌で味の情報を脳に伝える細胞は、2週間で全て入れ替わるといわれている。皮膚などは1ヶ月、筋肉や血液も数ヶ月のうちに細胞単位で入れ替わる。脳細胞や心筋細胞などは、生まれてから入れ替わることは滅多にないともいわれているが、原子レベルで見たらやっぱり何年かに一度全て入れ替わっている。それでも僕たちは、10年前の自分と今の自分は、連続した自分だと思っている。それは結局、記憶が一貫しているからに他ならない。

「わたし」とは「個人的な経験そのもの」

はたして記憶を受け継いでいればそれは「わたし」といえるのだろうか。たとえば、将来的には、記憶をそっくりコンピュータにアップロードして、別の体にダウンロードして生き続けるというSFのようなことができるようになるかもしれない。クローン技術でまったく見た目も遺伝子も同一の「わたし」が作られて、まったく同じ記憶を共有していたとしたら、その人は「わたし」なのだろうか。体を原子レベルまで分解してからその情報だけを転送し、転送先にある同じ原子で生体を再構成するというSFでよくあるテレポーテーションの転送装置をくぐる前の「わたし」と後の「わたし」は、同じ「わたし」なのだろうか。

先ほど「パーツを全部集めたからといって、はたらきをもつ実体にはならない」という話をしたばかりだ。だから、仮にまったく同じ物質の「わたし」を再構成したところで、そこに意識をもった何者かを作ることはできるかも知れないけど、それはもはや「わたし」ではない他人だ。そこには、「わたし」としての自我や意識は宿らない。

まったく同じ体、まったく同じ記憶を持っていても、再構成して動き出したその瞬間から赤の他人になってしまうと考えられる。その理由は、次の瞬間から起こる経験が違うからに他ならない。

「わたし」というものは記憶に宿るものではなく、脳が「今この瞬間」にしている「経験そのもの」なのだ。「わたし」はどうして「わたし」なのか。他の人じゃなくてなぜ「わたし」でなくてはならないのか。これについては、現代科学は答えを出してはくれない。その答えは自分自身で見つけていくしかない。

本書では、僕たちの心のはたらきや気持ちの問題は、脳の中で起こる化学現象に過ぎないということを学んできた。時々刻々と変化し続ける脳内環境の中で、「わたし」という意識や自我、そして心のはたらきを持ち続けるのは奇跡的なことだと思わないだろうか。

多少コンプレックスがあっても、いろいろとうまくいかないことがあったとしても、私は「わたし」でいたい、「わたし」というものを大切にしたい。一度しかない人生で、1つしかない体だからこそ大事に生きようと思うのではないだろうか。

おわりに

この本では、脳科学の観点から、「気の持ちよう」と呼ばれるものについて論じてきた。心や気持ちというものは、幽霊や魂と同じくらい得体の知れない、実体のないものという印象があったかも知れないが、本書を通じて、脳という臓器のはたらきこそが、心の実体の一部であると知ってもらえたら幸いである。

人類は、科学を発展させることで色々な疑問に向き合い、少しずつその謎を解き明かしてきた。しかし仮にこの先、宇宙の果てまでを理解できるほどの科学が発展し、たとえ脳のはたらきを一つ一つ解明できたとしても、「なぜ自分は、他ならぬ自分でなくてはならなかったのだろう」「自分はどんな使命を背負って生まれてきたのだろう」といった問いには、科学は答えることができないだろう。それはどんな学問を修めたとしても見つからない問いだ。だけど人々が本当に知りたいのは、そこのところだろう。その答えは、自分自身で見つけていくしかない。この本がそのきっかけとなるのであれば、嬉《うれ》しい限りだ。
最後まで読んでくれてありがとう。お礼に僕の座右の銘を贈ろう。

知人者智、自知者明
(他人を知るものは賢いが、本当に聡明《そうめい》なのは自分自身を知るものである)

この本を完成するにあたり、何度も挫けそうになってきた僕を温かく見守り励ましてくれた筑摩書房の方便凌さんをはじめとする、出版に関わってくれた全ての皆さまにお礼を申し上げる。ようやく胸を張って、高校生の頃の自分に読ませたいと思う本を書くことができた。この本を投げ出さずに書き上げた僕の脳に喝采を。謝辞にあまり自分のことを書く人はいないかもしれないけど、たまにはいいだろう。ひいては僕の脳を育んでくれた両親や友人、先生、そして家族に格別の感謝を捧《ささ》げる。

秋風が気持ちのよい東京にて

毛内拡

参考文献一覧

有田秀穂『脳内物質のシステム神経生理学――精神精気のニューロサイエンス』中外医学社、2006年
カールソン『第4版 カールソン神経科学テキスト――脳と行動』（泰羅雅登、中村克樹監訳）丸善出版、2013年
久賀谷亮『世界のエリートがやっている 最高の休息法――「脳科学×瞑想」で集中力が高まる』ダイヤモンド社、2016年
工藤佳久『改訂版 もっとよくわかる！ 脳神経科学――やっぱり脳はとってもスゴイのだ！』羊土社、2021年
工藤佳久『脳とグリア細胞――見えてきた！ 脳機能のカギを握る細胞たち』技術評論社、2010年
櫻井武『「こころ」はいかにして生まれるのか――最新脳科学で解き明かす「情動」』講談社ブルーバックス、2018年
鈴木宏昭『認知バイアス――心に潜むふしぎな働き』講談社ブルーバックス、2020年
ダニエル・Z・リーバーマン、マイケル・E・ロング『もっと！――愛と創造、支配と進歩をもたらすドーパミンの最新脳科学』（梅田智世訳）インターシフト、2020年

ディーン・ブオノマーノ『脳にはバグがひそんでる――進化した脳の残念な盲点』（柴田裕之訳）河出文庫、2021年
デイヴィッド・イーグルマン『あなたの知らない脳――意識は傍観者である』（大田直子訳）ハヤカワ・ノンフィクション文庫、2016年
デイヴィッド・イーグルマン『あなたの脳のはなし――神経科学者が解き明かす意識の謎』（大田直子訳）ハヤカワ・ノンフィクション文庫、2019年
デイヴィッド・J・リンデン『快感回路――なぜ気持ちいいのか　なぜやめられないのか』（岩坂彰訳）河出文庫、2014年
帚木蓬生『生きる力――森田正馬の15の提言』朝日選書、2013年
ピエルドメニコ・バッカラリオ、フェデリーコ・タッディア『頭のなかには何がある？――脳をめぐる15の疑問』（毛内拡日本版監修、有北雅彦訳）太郎次郎社エディタス、2022年
マーク・F・ベアー、バリー・W・コノーズ、マイケル・A・パラディーソ『カラー版 神経科学――脳の探求 改訂版』（藤井聡監訳、山崎良彦、後藤薫、加藤宏司訳）西村書店、2021年
マイケル・S・ガザニガ『人間とはなにか』（上下巻、柴田裕之訳）ちくま学芸文庫、2018年
宮川博義、井上雅司『ニューロンの生物物理 第2版』丸善出版、2013年
毛内拡『脳を司る「脳」――最新研究で見えてきた、驚くべき脳のはたらき』講談社ブルーバックス、2020年
毛内拡『面白くて眠れなくなる脳科学』PHP研究所、2022年

毛内拡『脳研究者の脳の中』ワニブックスＰＬＵＳ新書、２０２２年
Ｄ・マイヤーズ『カラー版 マイヤーズ心理学』（村上郁也訳）西村書店、２０１５年
Zembrzycki, A., Chou, S-J., Ashery-Padan, R. et al. "Sensory cortex limits cortical maps and drives top-down plasticity in thalamocortical circuits." *Nature Neuroscience* 16, 1060-1067（2013）.

ちくまプリマー新書

409 ウンコの教室 ――環境と社会の未来を考える 湯澤規子

学校のトイレに行けない問題からSDGsまで、ウンコから未来を考える。衣食住に「便」を入れると見えるものとは。文理、歴史の壁を越えた探究の旅に出かけよう。

410 歴史学のトリセツ ――歴史の見方が変わるとき 小田中直樹

歴史って面白い？　つまらないならその理由を探るべく、歴史学の流れを振り返ろう。事実、記憶、視野の大小など、その変化を知れば、歴史の考え方が変わるはず。

411 大都市はどうやってできるのか 山本和博

東京は「人が多すぎる」とは言えない⁉　世界の都市化が急速に進むいま、人々がひとつの地域に集まる原理から現代の課題まで、都市経済学から考える。

412 君は君の人生の主役になれ 鳥羽和久

先生や親、周りにいる大人たちの言葉に違和感を持ち、悩むことの多い十代。大人たちの「普通」を打ち破って、みんなとは違う自分独特の生き方を見つけよう。

413 SDGsは地理で学べ 宇野仙

地球的課題を身近な将来の出来事として捉え、ひとりひとりが社会問題の解決や持続可能な開発に主体的に貢献するために、まずは知ることから始めよう。

chikuma primer shinsho

ちくまプリマー新書 414

「気《き》の持《も》ちよう」の脳《のう》科《か》学《がく》

二〇二二年十一月十日　初版第一刷発行

著者　毛内拡（もうない・ひろむ）

装幀　クラフト・エヴィング商會

発行者　喜入冬子

発行所　株式会社筑摩書房
東京都台東区蔵前二－五－三　〒一一一－八七五五
電話番号　〇三－五六八七－二六〇一（代表）

印刷・製本　株式会社精興社

ISBN978-4-480-68440-0 C0247 Printed in Japan